协和医生答疑丛书

荣获国家科学技术进步奖

中国医学科学院健康科普研究中心推荐读本

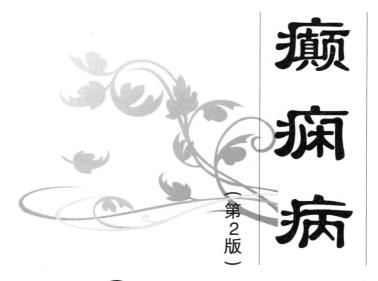

癫痫病

（第2版）

260个怎么办

主　编　吴立文　卢　强

U0255138

中国协和医科大学出版社

图书在版编目（CIP）数据

癫痫病260个怎么办 / 吴立文，卢强主编. —2版. —北京：中国协和医科大学出版社，2014.11

（协和医生答疑丛书）

ISBN 978-7-5679-0169-8

Ⅰ. ①癫…　Ⅱ. ①吴…　②卢…　Ⅲ. ①癫痫－诊疗－问题解答
Ⅳ. ①R742.1-44

中国版本图书馆 CIP 数据核字（2014）第 211364 号

协和医生答疑丛书

癫痫病 260 个怎么办？（第 2 版）

主　　编：吴立文　卢 强
责任编辑：高淑英

出版发行：中国协和医科大学出版社
　　　　　（北京东单三条九号　邮编 100730　电话 65260431）
网　　址：www.pumcp.com
经　　销：新华书店总店北京发行所
印　　刷：三河市龙大印装有限公司

开　　本：710×1000　1/16 开
印　　张：8
字　　数：90 千字
版　　次：2015 年 3 月第 2 版
印　　次：2023 年 12 月第 21 次印刷
定　　价：20.00 元

ISBN 978-7-5679-0169-8

前　言

　　我国有 900 万癫痫病人，且每年有 40 万新发病人，其中约 60% 的病人没有接受正规系统的治疗。面对癫痫这一千百年来的顽症，病人和家属的烦恼、痛苦和绝望常常在我的脑子里缠绕。在他们的来信、电子邮件、互联网和电话中有太多的期望和疑惑，使我深深感觉到有必要写这样一本小册子给他（她）们，帮助他们普及癫痫常识，认识癫痫这一疾病，祛除各种错误的观念，接受正规治疗。同时呼吁社会各界人士来关心、帮助癫痫病人，消除根深蒂固的偏见和歧视。癫痫的治疗不仅仅是医生的工作，病人、家属和社会各界人士的努力也是必不可少的。世界卫生组织、国际抗癫痫联盟、国际癫痫病友会与中国抗癫痫协会正在共同发起"全球抗癫痫运动"，旨在全球改善对癫痫的认识、治疗、服务与预防，让广大癫痫病人走出噩梦和阴影。本册较之前的版本增加 60 个问题，内容更加丰富，愿这本书能给广大病人和家庭带来裨益，帮助他（她）们早日摆脱癫痫困扰，实现梦想。

吴立文

于北京协和医院

丛 书 序 言

"协和"是中国医学的金字招牌，也是许多中国百姓心中最高医学水平的象征。正是如此，全国各地近些年如雨后春笋般地出现许许多多的"协和医院"。但医学界知道，"协和"有北京、武汉、福建三个老牌医院；对于北方的大多数人而言，"协和"特指北京协和医院和北京协和医学院。

"北京协和"联系着黄家驷、林巧稚、张孝骞、吴英恺、邓家栋、吴阶平、方圻等一位位医学泰斗，也联系着一代代"新协和人"的劳动创造。这里有科学至上、临床求真、高峰视野、学养博深等闪光品格，也有勤学深思、刻苦务实、作风严谨、勇于创新等优秀精神。

"协和医生答疑丛书"是协和名医智慧和经验的总结，由北京协和医学院和北京协和医院众多专家参与编写，体现了这些专家对疾病的认识和对患者的关怀，更重要的是展示了他们多年甚至是一生临床诊疗的丰富经验。

"协和医生答疑丛书"因为其科学性、权威性和实用性，获得中国科普图书最高奖——国家科学技术进步奖二等奖。协和专家长期从事专业工作，写作语言并不十分通俗，也不够活泼，但这些在医学巅峰的医学专家写出了自己独特的经验和独到的见解，给读者尤其是患者提供了最科学最有效的建议。

几十年来，全国各地成千上万的患者为获得最好的治疗，

辗转从基层医院到地市医院，再到省级医院，最后来到北京协和医院，形成"全国人民上协和"的独特景观。而协和专家也在不断总结全国各级医院的诊疗经验，掌握更多的信息，探索出更多的路径，使自己处于诊治疑难病的优势地位，所以"协和"又是卫生部指定的全国疑难病诊疗指导中心。

"协和医生答疑丛书"不是灵丹妙药，却能帮您正确认识身体和疾病，通过自己可以做到的手段，配合医生合理治疗，快速有效地康复。书中对疾病的认识和大量的经验总结，实为少见，尤为实用。

袁 钟

中国医学科学院健康科普研究中心主任

2010 年春

目　录

概　　述

病　　因

发　　作

脑 电 图

诊 断

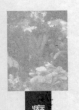

老　人

生　活

概　　述

 1. 癫痫是怎么回事?

　　癫痫是一种大脑神经元细胞异常过度放电而引起的一过性、反复发作的脑功能障碍。这种异常放电,病人感觉不到,别人也看不出来,但可以通过脑电图记录下来。癫痫发作的特点是突发性及反复发作性,以一过性的抽搐(俗称抽风)或意识障碍为主要表现,临床发作可以多种多样。古代中国对癫痫早有认识:《黄帝内经》中对癫痫二字有过确切的定义,"癫"即癫狂,表示发作时的意识障碍;"痫"即抽搐,表示发作时的痉挛状态。

2. 面对癫痫儿童,父母应如何正确对待?

　　人们都希望自己的孩子生活幸福美满,前程远大,而一个癫痫的诊断似乎就粉碎了这美丽的梦想。当得知孩子得了癫痫时,做父母的非常苦恼,顾虑很多。认为得了癫痫"很不光彩",怕人家瞧不起,怕治不好,服药怕药有副作用,又怕将来有后遗症。现在不能上学,将来不能工作,还有遗传性等。一些父母难以接受这残酷的现实,表现出强烈的反应,为什么这种病会降临到我的孩子头上? 情绪低落和难以接受的感觉接踵而来。应当注意,父母的情感可能会直接影响孩子,帮助你的孩子摆脱困境将经历一段漫长的岁月,乐观地看待一切是家庭成员密切感情、共同克服困难的有利条件。对于许多父母来

/1/

说，消沉和负疚感都会过去，因为大多数癫痫是可治的，你的孩子同样拥有生存发展的机会及多彩的人生。

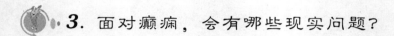

3. 面对癫痫，会有哪些现实问题？

孩子得了癫痫以后，作为病人本身，可能会对一些问题有顾虑，如将来结婚、生孩子的问题；有些工作不能做的问题，如开车；以至于面对社会种种对癫痫病的看法。下面我们会讨论这些问题，希望能对癫痫有一个初步的认识，能正确地对待癫痫、正确地对待疾病。

4. 癫痫常见吗？

癫痫是神经科的一种常见病、多发病。癫痫的发病率是指每年每10 万人口中有多少新发现的癫痫病人，国外报道的数字为（17～50）/10 万人。也就是说，世界上每年会出现约 200 万新癫痫病人。患病率是指凡是一生中患过癫痫的人数占群体人数的百分比，根据我国的流行病学调查，患病率为 7‰，发病率为每年 30/10 万。据此推算，中国有 900 万癫痫病人，每年新发 40 万人。分布于全国各省市、各个年龄组及各种职业。癫痫尤以儿童及青少年为多见。因为很多人得了癫痫不愿说出来，所以流行病学调查会有一定的误差。

5. 癫痫病人和一般人不一样吗？

只有少数合并智力障碍或残疾的病人从外表能看出来，大多数癫痫病人在发作间歇期和正常人没有两样，外表是看不出来的。虽然癫痫是一种比较特殊的疾病，在发作的时候会令周围的人大吃一惊，有时会很可怕，但癫痫既不是一种精神疾病，也不是一种传染性疾病，而是可以治疗的脑部疾病。癫痫病人可以和正常人一样地工作、学习和生活，也可以恋爱、结婚、生孩子。因此，我们向社会呼吁：不要对癫痫病人有任何的歧视和偏见，应该给予关爱，让癫痫患儿都能生活在一个温馨、和谐的环境中，早日获得康复。

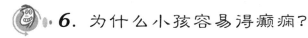

6. 为什么小孩容易得癫痫？

儿童的大脑正处于由不成熟到成熟的发育阶段，其生理、解剖、生化等方面都有自己独特的特点。因为中枢神经系统不成熟，神经细胞本身就不稳定，神经递质释放不平衡，对刺激和惊厥易感，所以癫痫多见于儿童。因其局部定位、扩散程度及病因都有年龄依存性，有很多的癫痫综合征及特定的发作类型仅见于儿童。因为小儿脑的可塑性较强，惊厥本身对不成熟脑的损伤较对成熟脑的损伤轻，所以如果没有难治的病因，惊厥前没有神经系统的缺陷，只要积极控制了发作，较少遗留后遗症，随着孩子的成长和大脑发育的成熟，大部分癫痫都是能够缓解的。

7. 癫痫的历史有多长？

有关癫痫的记载可以追溯到 2500 年前的古希腊，早在公元前 5 世纪医学之父希波克拉底就对癫痫大发作、小发作等做过较详细的描述。但那时由于科学不发达，人们普遍认为癫痫是恶魔附体的表现，是一种邪恶的疾病。虽然后来有人曾认为癫痫是脑子里的一种疾病，但在整个中世纪人们都把癫痫现象与神秘的宗教色彩联系在一起。直到 19 世纪中期，杰克逊首先提出癫痫是由于脑灰质异常、过度的放电所引起。进入 20 世纪以后，现代医学有了新的飞跃。尤其是近年来，癫痫新的诊断技术不断问世；脑电图监测技术，药物血浓度监测方法的建立，新药及癫痫源综合定位技术的广泛应用，外科手术治疗的不断完善和癫痫康复治疗的进展，使得癫痫的临床诊断、分类标准更趋向统一化，使得癫痫的治疗更趋合理化。

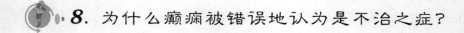

8. 为什么癫痫被错误地认为是不治之症？

长期以来人们对癫痫的认识很神秘，最早的记载称之为"神圣病"，认为是神的超自然的力量控制了人或者是恶魔侵入人体。因此，治疗多数是求助于宗教或巫师。过去对癫痫缺乏正确地认识，特别是诊断不及时、不正确或治疗不当，造成病程迁延不愈，因而社会上不少人认为癫痫是不治之症。这种错误的认识，给癫痫病人带来了很大的痛苦。随着医学的进步和科学知识的普及，目前癫痫已成为一种可治性疾病。大多数癫痫病人都能得到良好的教育，胜任学习和本职工作并享受美满的生活。

9. 为什么认为"得了癫痫会成为终身残疾"的认识是错误的？

许多人以为得了癫痫一辈子就算完了，不是残疾也是呆傻，其实这种认识是错误的，只要能得到及时而正确地诊断和治疗，多数癫痫病人的预后是很好的。通过药物治疗，70%左右病人的癫痫发作可在最初的5年内得到缓解，其中50%可完全停药，30%左右无法用药物控制的病人在术前评估后大约有一半可进行手术治疗。大部分癫痫病人都没有器质性的脑损害，因此他（她）们的智力及精神是正常的。仅一小部分合并有器质性脑损害的病人可伴有智力和精神方面的障碍。癫痫病人在不犯病的时候和正常人一样，社会应为他们创造条件，使他（她）们能与正常人一样的生活、学习和工作。他（她）们和普通人一样也能对社会做出贡献。曾有不少历史名人患癫痫，其中有凯撒大帝、拿破仑、梵高、陀斯妥耶夫斯基等，他们不都创立了丰功伟绩吗？有癫痫却没有影响他们成为世界名人。

10. 得了癫痫要吃一辈子药吗?

有人以为得了癫痫就离不开药,得吃一辈子的药。这是一种悲观的认识,也是不符合实际的。事实上,极少有人终身服药。随着年龄的增长,癫痫发作是逐年减少的。抗癫痫治疗控制了发作以后,大多数病人在数年之后有可能逐渐减药、停药,达到治愈的目的。因此,得了癫痫以后,首先要面对现实,不要放过治疗的机会,在医生的帮助下克服疾病。不要一旦得病就自暴自弃,丧失信心和生活的勇气。因为不少的癫痫综合征都是预后良好的,是前途光明的。

11. 癫痫是一种严重的疾病吗?

一般说来,癫痫并不是什么非常严重的乃至致命的疾病,只要不发作就如同常人。大部分病人都可以通过个体化及合理化的药物治疗完全控制发作,健康地生活和学习,甚至有少数病人还可以不治自愈。抗癫痫药物治疗总的有效率为70%～80%,大多数病人用药后能明显地控制发作,或使发作次数减少,程度减轻。有些病人虽然需要长期服药,但仍能正常地生活。有20%～30%的病人常用的药物不能控制其发作,成为所谓难治性癫痫。近年来抗癫痫新药及外科手术治疗又能挽救其中约一半的病人,最终只有很少数的病人发作极难控制,伴有身体残疾、智能低下等。

12. 癫痫发作会留下后遗症吗?

一般不会。癫痫所致神经系统后遗症是指在癫痫长时间发作时,强烈的抽搐造成身体能量过度消耗,造成缺氧、缺血及有毒代谢产物在体内积聚而导致的不可逆的脑损伤。并非每一次惊厥或发作都会造成明显的脑损伤，也不是说每一次发作引起的脑损伤都是不能恢复的，只有在频发惊厥发作或长时间癫痫状态，才能造成不可逆的永久性脑损伤。有人担心长期的癫痫发作可能造成病人的智力低下。这是一个复杂的问题。造成这些症状可能有以下原因：①同时存在的神经系统器质性病变；②反复发作造成的脑损伤；③长期抗癫痫治疗的影响等。然而癫痫是否有后遗症，个体差异很大。与发作的类型和所属的癫痫综合征有关。特发性癫痫，如失神，虽发作频率很高，每日发作数十次之多，但不会造成脑损伤，不影响智力；而症状性癫痫，即使发作频率不高也可能留有精神智力的缺陷。

13. 癫痫影响孩子的发育吗？

对这个问题不能一概而论。在大多数情况下，发育的落后和癫痫都是先天或后天大脑疾病的结果，是同时存在的两部分症状，无所谓因果关系。当然，如果你的孩子癫痫发作频繁且严重，其发育也可能出现迟滞。这是因为过多的异常电活动不断地阻碍着正常的脑功能，频繁的癫痫发作又会造成大脑的缺氧及损伤。及早地控制放电与发作尤为重要。相当一部分孩子在发作缓解后，发育和智能都可有所改善。

14. 癫痫发作会导致突然死亡吗？

很多病人的家长亲眼目睹病人的发作后，对医生说："当我第一次看到孩子抽风时，我真的吓傻了。他犯病时真是太可怕了！我真担心他会死去。"癫痫发作会突然死亡吗？回答是一般情况下不会导致死亡，除非严重的惊厥性癫痫持续状态，这种情况不多，约占癫痫的0.1%。造成癫痫病人突然死亡的原因更多的是发作时意识障碍引起的意外事故，如坠楼、溺水或窒息等，以及不明原因猝死。一般的癫痛发作仅仅持续数秒、数十秒或 2~3 分钟，不需特殊处理就能自然恢复。

 ## 15. 得了癫痫需要住院吗？

一般来说大多数癫痫病人仅门诊治疗即可，不需要住院，除非癫痫发作频繁出现或成为持续状态（惊厥发作超过 5 分钟，非惊厥性发作超过 30 分钟）。长时间的全身强直阵挛性发作，如不及时救治，有时可能危及生命。此外，癫痫发作频繁而抗癫痫治疗效果不佳者，有时也需要住院观察治疗。当然，癫痫需要做手术时也要住院。但总的来说，大部分癫痫病人只需在门诊治疗，经过详细地询问病史，必要的检查确诊后，制定合理的治疗方案。剩下的问题就是长期而规律的服药，定期观察随诊。

16. 互联网上关于癫痫诊治的信息可靠吗？

随着互联网的广泛普及，它在教育癫痫病人及家属中所起的作用越来越被看好，许多网站都提供有关癫痫的信息。但是从网络获取的信息量庞大，质量参差不齐，有些复杂的信息还会引起大众的误读。如果出现"最好或最权威医院""最好治疗方法""祖传秘方""根治""药到病除""最先进技术""无创手术""无副作用""无效退款"等类似字样，就要小心虚假广告了。

 ## 17. 癫痫治疗仪有效吗？

无论网上还是电视上都推荐多种类型的癫痫治疗仪，好多病人和家属对此感兴趣。但是迄今为止还没有这样的正规有效的产品问世，不要贸然相信广告。慎重选择此类产品。

18. 社会应该如何对待癫痫病人?

　　社会上有相当一部分人对癫痫病人存在着歧视和偏见。有些谬论令人吃惊,比如"癫痫是邪恶罪孽""鬼魂附体",是"不祥之兆"等。这些谬论不仅在落后的山村根深蒂固,就是在现代化的大都市也流毒匪浅。有的人不让自己的孩子与癫痫病人接近,害怕传染;有的人鄙视癫痫病人,冷嘲热讽;有的人甚至遗弃患儿等。这些愚昧无知的行为犹如无形的恶魔,伤害着无数癫痫病人及家属的心灵。据统计,在我国几乎所有的癫痫病人都存在不同程度的"羞耻感",对生活丧失信心,甚至伴有抑郁症,往往与周围世界隔离而生活在"阴影"中。我们向社会呼吁:希望广大民众能正确认识癫痫疾病,消除对癫痫病人的偏见并关爱他们。每年 6 月 28 日是"国际癫痫关爱日",由中国抗癫痫协会发起,创办于 2007 年,当年的主题即为"消除偏见,走出阴影"。

19. 学校应该如何对待癫痫患儿?

　　学校是患儿学习的重要场所。老师和同学的举止和态度有时会潜移默化地影响孩子的一生。热情友好、平等互助的师生同学关系是对患儿最大的支持与安慰。有的老师不进行具体分析,将偶尔在上课时发作的患儿一律列为"班外生",不让他(她)们上课,甚至动员学习一般的孩子去弱智学校,这对于能够胜任学习的患儿来说,无疑是沉重的打击,这种心灵创伤比癫痫发作本身对患儿躯体的损伤要痛苦得多。实际上,大多数癫痫患儿可以参加正常的学习、体育锻炼、课外活动和游戏。当然也有不能胜任者,老师和同学们要亲近、帮助他们,让他们得到童年的欢乐,共同分享人间的喜悦。老师更要主动亲近、了解和熟悉班里癫痫患儿的病情,经常和家长取得联系,共同配合医生的治疗使患儿早日康复。

 20. 癫痫治疗的前景如何？

近年来，随着科学技术的飞速发展，抗癫痫新药的不断问世，癫痫外科技术的不断进步，有关防治癫痫的科普书籍、电视讲座及辅导班的陆续出现，癫痫专科门诊、心理咨询门诊也已相继建立。自中国抗癫痫协会成立之后，各省市抗癫痫协会也陆续成立，各界人士都在关心癫痫病人，对癫痫患儿倾注了一片爱心。人们已经认识到，大部分癫痫病人是可以治疗的，发作控制良好的癫痫病人是可以工作、结婚和生育的。我们相信，通过个人、家庭、社会三方面的共同努力，癫痫病人都能在一个和谐、舒适的环境中生活，早日痊愈、康复。

病　　因

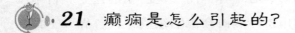 **21.** 癫痫是怎么引起的？

　　为了更好地理解癫痫的概念，我们可将大脑比做一台由电路连接起来的计算机，脑细胞间是通过电的冲动相互联系和交流的，但当电路异常，脑内出现异常放电时，就会导致癫痫发作。如果电活动的紊乱仅局限于脑内的某一区域，就可导致部分性发作。当全脑受累时可导致全面性发作。癫痫可以由许多原因引起，有明确脑器质性病变的称为症状性癫痫；无器质性病变并具有遗传倾向的一组称为特发性癫痫；还有一种隐源性癫痫，其可能的病因虽经各种方法查找还是未能发现。随着科学技术的进步，将会有更多的隐源性癫痫能够找出其发病原因。详尽的病史、临床发作的类型及脑电图检查有助于明确诊断，再加上日益增多的影像技术（CT、MRI、SPECT、PET 等），可能对癫痫的病因有更多的发现。

22. 患癫痫是因为"中邪"了吗？

　　有些人把癫痫看得很神秘，认为是在某时某地中了"邪气"，不去医院就诊反而到巫医那里去祛邪，结果耽误了病情。这主要是对癫痫缺乏了解，患癫痫抽风并不是无缘无故的，特别是儿童抽风是一种常见的症状。重要的是到正规医院去看病，明确诊断，正规治疗，大多数是能治愈的。现在社会上有些以骗钱为目的的人利用人们的无知，制造一些骗术，来达到其骗取钱财的目的，必须要提高警惕。

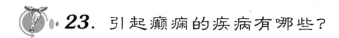

23. 引起癫痫的疾病有哪些？

癫痫的病因十分复杂，许多中枢神经系统或全身性疾病都会引起癫痫，可以由先天性疾病引起，也可由出生时或生后的各种疾病引起。主要分为两类：一是脑内疾病，各种各样的脑病，如脑血管病、脑炎、脑膜炎、脑脓肿、炎性肉芽肿、颅内肿瘤、脑寄生虫、颅脑外伤、脱髓鞘疾病、脑发育异常、脑萎缩等均可引起癫痫；二是脑外疾病，如低血糖、低血钙、窒息、休克、子痫、尿毒症、糖尿病、心源性惊厥以及金属、药物中毒等。但也有不少病人，虽然经过目前各种方法检查也找不出原因，癫痫发作为疾病的唯一症状，这类称为特发性癫痫，往往和年龄有密切的关系，多见于儿童和青少年，有些与遗传因素有关并且预后良好。

24. 癫痫的放电是怎么回事？

癫痫发作时因为某种刺激使脑内许许多多的神经细胞同时异常兴奋并同时放电，就形成了一个巨大的电风暴。人体对这突如其来的电风暴的应激反应就是一次癫痫发作。发作时的放电是一个兴奋的过程，但大脑本身有一种保护性的抑制过程，所以在脑电图上形成特定的发作波。发作的症状就取决于放电涉及的脑区。如果电扩散终止，犹如电风暴迅速消失，就好像暴风雨后天空又见晴朗，病人可逐渐恢复正常。如果电风暴太强而且持续时间较长，受累的神经细胞受损或过度疲劳，那就需要休息一下。这就是为什么病人发作后浑身无力、嗜睡的缘故。在癫痫发作的间歇期也有癫痫放电，和癫痫发作一样间断而不规则地出现，因此，即使不在发作的时候做脑电图也能发现癫痫放电，这对诊断很有意义。

25. 人的正常脑细胞也放电吗?

是的。人脑中约有 140 亿个脑细胞（神经细胞），这些神经细胞通过突触相互连接，交错成网。功能正常的神经细胞可以自动地发放电冲动，这些电冲动被记录下来就成为脑电图，正常的电冲动形成正常脑电图。正常脑细胞的电活动保证了我们人体正常的思维及功能的完整，使各个脏器保持协调一致，否则就会出现异常的病症。

26. 哪些后天因素最容易造成癫痫?

小儿出生时各种产伤、严重窒息、颅内出血、产钳助产等都可能造成大脑损伤以致后来发生癫痫，据统计 7000 例癫痫病人中约 10% 有产伤史。生后各种脑炎、脑膜炎虽在急性期治疗痊愈，过了一段时间也有可能出现癫痫发作。脑部寄生虫病如脑囊虫病、脑型肺吸虫病、脑型血吸虫病都可以引起癫痫。脑外伤也是引起癫痫常见的原因，但平时摔跤、碰破头皮或轻度的外伤并不会引起癫痫发作，一般指的是比较严重的外伤，损伤的程度越重发生癫痫的可能性就越大，特别是合并有昏迷、脑挫裂伤等。脑部肿瘤也会引起癫痫发生，但并不多见，在癫痫中仅占 1% 左右。各种原因引起的缺氧、中毒等也会引起癫痫发作。

27. 导致癫痫发作的根本原因是什么?

癫痫的根本原因在于大脑神经元的异常放电。但到目前为止，我们还不知道为什么会出现这种情况，对于相当一部分病人还难以解释为什么会得癫痫。这种异常放电的原因目前正在探讨之中，随着科学技术的发展，将来可能对癫痫有更明确的认识。根据目前的研究，有各种因素可能造成一群大脑细胞膜的电位异常去极化，并同步化形成周围神经元的点燃效应。大脑神经元电生理异常有各种不同的学说，一般认为和维系膜电位的离子通道异常有关，也有人认为和大脑神经递质即兴奋性氨基酸（谷氨酸等）和抑制性氨基酸（γ-氨基丁酸等）的不平衡有关。总之，癫痫发作是大脑神经细胞异常、过度放电的结果。

28. 为什么癫痫发作有时会有周期性？

任何癫痫都有两个临床相，一是发作期；另一个是发作间歇期。每个癫痫病人都有各自不同的发作频率或发作周期，有的病人一天发作数次、数十次，有的病人却几个月甚至一年才犯一次。有些病人癫痫发作似乎很有规律，到时候就犯，其原因比较复杂。可能与病人的月经周期、激素、代谢或其他难以预测的本身规律相关，有人认为可能和脑内电的积累和释放有关。总之是一个十分复杂的神经电生理过程。癫痫发作虽然可有周期性，但总的来说是不可预测的。有人说到快要发作的时候再服药不是也能预防吗？这种治疗方法是不科学的，也是行不通的。正规的抗癫痫治疗应该每天服药，每顿服药才对。

29. 儿童癫痫和成人癫痫有何不同？

儿童的大脑正处于由不成熟到成熟的发育阶段，其生理、解剖、生化等方面都有自己独特的特点，如中枢神经系统不成熟，神经细胞本身不稳定，神经递质释放不平衡，对刺激和惊厥易感，其局部定位征、扩散程度及病因均有年龄依赖性等。因此，小儿癫痫的发作类型与成人不同。有些发作类型只有在儿童癫痫中存在，如失神、婴儿痉挛等。儿童癫痫的治疗也与成人不尽相同，儿童代谢较成人快，用药剂量（按千克体重计算）较成人大。除抗癫痫治疗控制发作以外，还要特别注意全身维持治疗和综合治疗，保护大脑，保证儿童身心的正常发育。此外，预后也不一样。因为小儿的大脑可塑性较强，惊厥本身对不成熟脑的损伤较对成熟脑的损伤轻。故如果没有器质性的病变，只要积极控制了发作，一般不留下后遗症。

30. 癫痫是先天遗传的吗？

孩子的癫痫是由父母遗传的吗？一个孩子得了癫痫，其他孩子还会得吗？对上述两个问题的回答是：特发性癫痫病人的亲属比一般人群的癫痫患病率要高出数倍。当双亲都有惊厥性疾病遗传史时，孩子是容易出现癫痫的，但按统计学观点来看，一个癫痫患儿的兄弟姐妹再得此病的概率极小，即使患有癫痫也比较好治。一小部分癫痫可以由先天性遗传疾病引起，如结节性硬化、脑面血管瘤病、神经纤维瘤病等，这类癫痫有可能出现多个孩子患病，此类癫痫也比较难治。癫痫和遗传有一定的关系。但这并不等于说，有遗传倾向就一定会患癫痫。有遗传倾向的人中约95%终身并不得癫痫，这是因为还有后天获得性因素在起作用，癫痫是遗传特点与获得性脑损伤两者共同决定的。因此，对癫痫过分恐惧和忧虑，认为癫痫肯定会遗传后代是没有根据的。

31. 母亲怀孕期间的疾病及分娩会造成孩子癫痫吗？

母亲在妊娠期间，尤其是妊娠早期（4~8周）感染风疹、巨细胞病毒、麻疹病毒或其他感染，胎儿在宫内会受到影响。孕妇接触大量放射线或中毒也能使胎儿神经系统发育异常而造成癫痫。因此，早孕期的妇女要特别注意避免感冒及其他感染。另外，围产期的病理损伤也可能是患癫痫的原因，如宫内宫外窒息、难产、产钳助产、胎头吸引、颅内出血及其他围产期的异常均可能造成脑细胞的损伤，可成为日后癫痫的病因。

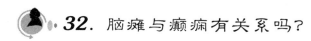

32. 脑瘫与癫痫有关系吗？

癫痫和脑瘫是两回事。脑瘫是指从出生后一个月内，由多种原因引起的一种非进行性脑损伤所致的中枢性运动发育迟滞，姿势异常。脑瘫一般不抽风，没有智力障碍。窒息、早产、黄疸是引起脑瘫的三大常见高危因素。早期肌肉功能锻炼和良好的护理以及综合性治疗和教育是必要的。脑瘫可分为痉挛型、锥体型、低张力型、共济失调型和混合型。然而大约20%的脑瘫会伴有惊厥和智力低下，这可能和有共同的脑的器质性病理基础有关。

发　作

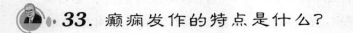

33. 癫痫发作的特点是什么？

反复发作是癫痫的一个重要特点，虽然癫痫发作的形式多种多样，但对每一个病人来说，每次发作时的情况是类似的。如果发作的形式毫无规律，诊断癫痫就一定要慎重。一般来说，癫痫发作是难以预测的，我们不知道什么时候会发作，如果发作总是和某种特定的诱发因素相关联，癫痫的诊断就要打一个问号。另外，癫痫发作的时间是短暂的，除非癫痫持续状态，一般不超过 2~3 分钟，并不需要采取特殊的措施就可以自行缓解。癫痫发作最常见的形式是抽搐和发作性的意识障碍，其他癫痫少见的症状如单纯头痛、腹痛、头晕等就不能轻易诊断癫痫。

34. 孩子睡觉时肢体一动一动是癫痫发作吗？

有些家长见到孩子在睡眠中肢体或面部一动一动，很像是抽动，再看眼睛在眼皮里来回转动，于是非常紧张，整夜不睡盯着孩子看。其实不管是大人还是小孩，睡觉的时候都会动，只不过孩子动得多一些，特别是刚入睡或觉醒前就更明显，这种抽动的特点是不规则、不固定的，通常只动一下。至于睡觉时眼睛乱动是正常的生理现象，这是因为在睡眠中就有快速眼动期睡眠。目前独生子女较多，家长比较关注并缺乏经验，其实看看别人家的孩子睡觉就明白了，这是一种生理性的情况，是正常现象。

 35. 孩子睡觉中突然哭闹是癫痫发作吗？

　　孩子睡眠中突然哭闹、说梦话是常见的现象，一般情况下不必紧张。严重时有些儿童还可能尿床或突然坐起，下地走动甚至乱打乱闹一番。如果发作频繁则应该找专科医生做鉴别诊断，区别是癫痫还是睡眠障碍，是病理现象还是生理现象。脑电图对诊断很有意义，必要时还应做夜间睡眠时的脑电图监测。

 36. 什么是癫痫发作常见的症状？

　　突发性、一过性和复发性是癫痫发作的特点。其最常见的症状是抽搐和发作性的意识障碍，其他值得警惕的症状是：①一个月或几个月的孩子突然双眼发直，口唇发青；②一岁以内的孩子点头样发作；③突然的表情变化，惊恐或不自然的发笑；④头眼向一侧偏斜，面色发红或发青；⑤突然出现幻觉，如幻视、幻嗅等。总之，如有短暂的突发性症状，并反复出现，就应该及时到医院就诊，以免贻误病情。

 37. 癫痫是不是有先兆？

　　很多癫痫在发作前是有先兆的，有的病人会告诉周围的人："我要犯病了"。孩子发病前也会有先兆，如突然害怕，跑过来抱着大人的腿等。先兆是指发作的最先感觉，它是发作最开始的部分。先兆发生于意识丧失之前，记忆仍完整的时候，此时从外表可能看不出有任何异常，病人是清醒的，是有记忆力的，先兆往往持续数秒到数分钟。过去认为先兆只是和发作有关，其实当先兆出现时癫痫发作已经开始。

38. 常见的先兆包括哪些？

癫痫的先兆包括很多种：①躯体感觉性，常见的为麻木等异常感觉；②视觉性，一般为闪光、彩色亮点或黑蒙；③听觉性，经常为耳鸣等；④嗅觉性，包括闻到烧焦了的橡皮味等；⑤味觉性，口中有特殊不舒适的味道；⑥情绪性，包括焦虑、不安、压抑、惊恐等，恐惧是最常见的一种；⑦精神性，包括错觉、幻觉及其他场景，常见的有似曾相识感和生疏感；⑧其他有眩晕、上腹部不适等感觉。

39. 先兆有何临床意义？

先兆有极其重要的临床意义，首先它能帮助癫痫病灶的定侧定位。因为先兆反映了一个皮层功能区在癫痫发作的一开始的活化过程，所以第一个先兆往往代表癫痫病灶起源的脑区。如果能准确地说出先兆，就给医生判断癫痫灶提供了重要情报。如颞叶癫痫的先兆经常为耳鸣、情绪变化或上腹部的不适感；顶叶癫痫的先兆为麻木等感觉；枕叶癫痫常常为视觉先兆；额叶癫痫多无先兆。结合临床先兆、发作及脑电图进行全面分析则定位更趋完善。其次凡有先兆出现，都是一个警告信号，病人可充分利用这种现象采取积极的预防保护措施，如就地卧倒、到安全的地方或求助于他人。

40. 什么叫幻觉，什么是和癫痫有关的幻觉？

幻觉就是能够看到一些实际并不存在的东西，听到实际并不存在的声音，闻到并不存在的气味，精神病病人可出现幻觉。与癫痫有关的幻觉比较特殊，即在毫无异常的情况下突然出现发作性的幻觉，持续时间数秒或十余秒，一般不超过2分钟，并可同样症状反复出现。

有可能是幻视，如眼前突然闪光、彩色光环或黑蒙；有可能是幻听，如耳鸣；也有可能是幻嗅，如闻到一股难闻的气味。癫痫的幻觉中还有较为特殊的就是"似曾相识的感觉"或"梦幻感"，有些特殊的感觉病人难以描述。但只要是同样的幻觉短暂、反复地出现就要高度怀疑癫痫的可能。有些精神病人也可有幻觉，但和癫痫不同的是症状经常或持续出现，并伴有其他精神方面的异常。

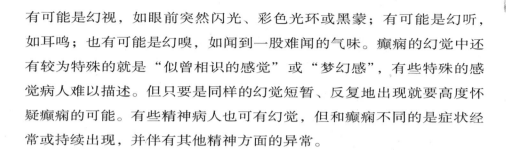

41. 应该如何观察发作情况？

要仔细观察发作时的情况，如有无先兆，应该注意发作的时候有没有意识丧失，发作时知道不知道周围的活动，能不能说话。发作当时的面色如何，是不是青紫或苍白，有没有呼吸暂停。如发作时肢体抽动，是四肢都抽动还是一侧肢体抽动，或是单个肢体抽动。抽动开始的部位，面部有无抽动，抽动持续多长时间，发作时有无尿失禁。有些病人发作时并不抽搐，而是表现愣神、咂嘴、摸索及一些无意识的动作。

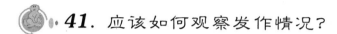

42. 癫痫发作的抽风是什么样的？

病人突然意识丧失，跌倒在地，全身肌肉发硬，头向后仰，下肢伸直，上肢用力弯曲，呼吸肌强烈地收缩将肺内空气用力压出，气流通过喉头，发出一声尖锐的大叫，由于呼吸肌强直收缩，呼吸暂时停止，以致全身缺氧，表现面部、口唇青紫。这段时间称为强直期，大约数秒到数十秒。随之全身有节律地抽动，称为阵挛期。面部及四肢有节律的抽动；有时可因咀嚼肌抽动而将嘴唇或舌咬破。腹肌和膀胱肌肉收缩可出现尿失禁。唾液分泌增加及过度的呼吸动作造成口吐白沫。这一时期一般持续 1~3 分钟，然后停止。阵挛期后病人处于昏睡状态，经过十多分钟后醒来常诉说头痛、疲乏或全身酸痛等。

43. 有没有不抽风的癫痫?

很多人认为癫痫一定就是抽风病,其实并不然。有一种儿童癫痫经常被家长所忽视,这就是失神癫痫。失神癫痫发生在儿童期,一般在4~8岁,女孩较多。这种癫痫发作的特点是来得快去得也快,常常不被父母注意而延误了诊断与治疗。常见的临床症状是短暂的愣神,有时仅仅持续几秒,经常发生在上下楼、跑步玩耍或大口喘气的时候。患儿突然两眼发直,叫之不应,有时眼皮还会不停地眨巴,最长可持续十几秒或几十秒。上课时也会一过性眼睛发直,老师往往认为学生是上课走神。因为频繁发作导致注意力不集中而学习成绩下降。脑电图检查中过度换气经常可以诱发出癫痫放电甚至失神发作。

44. 什么是教科书里说的"小发作"?

教科书里说的"小发作"是特指失神发作,也称失神小发作。这里并不是指发作的大与小,而是特指儿童病人出现的发作性失神,是临床常见的发作类型。特征为突然而短暂的意识障碍,语言中断,活动停止,一般不跌倒,两眼茫然凝视,偶尔双眼上翻,有时面色略显苍白,没有肌肉抽搐。持续数秒钟至十余秒,一般不超过30秒,很快意识恢复,继续正常活动,但对发作不能回忆。脑电图上表现为每秒三次的癫痫样放电,特征性很强。有人错误地把大发作以外的发作都称为"小发作"就比较混乱。

45. 肌阵挛发作是什么样的?

由于局部肌肉的突然收缩,出现突然、快速、有力地抽动,可以表现为全身的抖动,像打冷战一样。严重时整个身体可倾倒,手中持物可能甩出。因为肌阵挛持续的时间很短，在发作前后通常意识不丧失，跌倒后能很快站起来。有时在一次肌阵挛发作后，数秒或数分钟后再次发作，连续数次。夜晚也有发作。但有一点要注意：很多正常人，特别是儿童，在入睡后会出现肢体突然的抖动或抽动，甚至都会抖醒，这样的情况不必紧张，因为睡眠时可以有生理性的肌阵挛。

46. 失张力发作是什么样的？

这种发作形式比较特殊，发作时肢体不抽动，而是肌肉突然失去张力，表现为因无张力而不能维持正常姿势。患儿在站立时发作则表现为突然低头，全身无力，膝盖一软，继而跌倒。发作时有短暂的意识丧失，但很快恢复，跌倒后能马上站起来。有时可表现为连续地发作，反复数次恢复正常。这种发作有时要和晕厥相鉴别，晕厥发作是在特定的条件下出现，发作较少且不会连续发生。失张力发作常常和其他发作类型，如肌阵挛、强直发作合并存在。

47. 什么是阵挛性发作？

肢体、躯干或面部有节律的抽动。这种节律体现得很清楚，有时带动床都会阵阵作响。随着发作的缓解，阵挛的频率会逐渐减慢。单纯的阵挛性发作比较少见，多发生在强直发作之后。

48. 什么叫单纯部分性发作？

临床发作表现为局灶性或部分性的症状，脑电图提示一个局部或一侧半球起源的癫痫放电，发作时病人的意识存在。单纯部分性发作包括：①运动型；②感觉或特殊感觉型；③自主神经型（旧称植物神经型）；④精神或情绪改变型。目前认为，在其他发作之前出现的所谓"先兆"，即是一种单纯部分性发作。

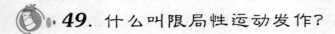

49. 什么叫限局性运动发作？

发作时表现为某一侧肢体抽动，或者只限于手指或口角抽动。发作时病人心里明白，抽动时间可长可短，如一侧肢体抽动时间过长，抽动停止后往往出现暂时性的肢体瘫痪。这种发作形式往往表示在抽动侧的对侧大脑有异常病变。即左脑有病时右侧抽，右脑有病时左侧抽。大约有一半的病人能找到明确的病因，如产伤或脑外伤以后、脑肿瘤等，也有相当一部分找不到病因。

50. 什么叫自主神经性发作？

发作时表现为自主神经系统的症状，如头痛、腹痛、恶心、呕吐、皮肤颜色的改变、血压的改变或出汗等。这些症状都和自主神经有关，多见于部分性癫痫。特点为每次发作的表现类似，经常反复发作并可能合并其他抽搐性发作，不需特殊的治疗就能自行缓解。脑电图有异常的癫痫样放电，抗癫痫治疗就能控制发作。单纯自主神经性发作很少见，因此诊断要特别慎重，需经过各种必要的检查排除其他疾病后才能考虑。例如头痛、腹痛是儿童很常见的症状，经常由其他原因引起，如血管性头痛、肠痉挛等。仅仅根据脑电图不正常就诊断为癫痫极易造成误诊。

51. 什么叫复杂部分性发作？

发作时表现为意识障碍并伴感知、情感、记忆、错觉、幻觉等，同时有咂嘴及双手的不自主摸索等动作，又称为自动症发作或精神运动性发作。这种发作是颞叶癫痫比较常见的发作类型。多见于成人癫痫，儿童占 10%～30%。发作前病人往往有先兆，如闻到一股怪味或感觉心里难受，有时感到周围环境发生了变化，熟悉感或陌生感。也有时会突然感到恐惧，有些病人难以描述先兆的感觉。如果是儿童可能大哭大叫或扑到周围人的怀里，一会儿症状就会消失。如果家长不知道孩子有病，往往认为是胡闹、捣乱，其实是癫痫发作。以上症状持续数秒后会出现意识障碍，这时叫也不答应，并伴咂嘴、吞咽、咀嚼或用手摸衣服、被褥、解衣扣等不自主动作。发作后仍然会有一段时间糊里糊涂。

52. 不能区别是否为癫痫病时怎么办？

遇有发作性意识障碍或抽搐发作时一定不要慌张，需要仔细地观察发作时病人的表现，到神经科或小儿科找有经验的医生看病，把发病前后的情况告诉医生并接受必要的检查，确诊以后再进行治疗，不要盲目地认为就是癫痫病而背上沉重的包袱。如有条件，最好将发作当时的情况用摄像机或手机录下来，提供给医生参考。因为发作的形式对癫痫的诊断非常有价值。

53. 有些孩子得了癫痫后说话少了是怎么回事？

这种情况比较少见。有些儿童在学龄前后可突然表现说话少或失语。有听觉性语言认知不能，自发性语言迅速减少或一点也说不出来，而发病前语言完全正常。其中一部分（约2/3）伴有癫痫发作及行为、运动障碍。脑电图可见癫痫样放电，尤其在睡眠中特别明显。这种情况称为获得性癫痫性失语，有了以上症状应该到专科医师处就诊，及时正确地治疗可能有满意的疗效。

 **54.** 癫痫发作有规律可循吗?

　　有人总想找到癫痫发作的规律,好提前预防发作,其实这是非常困难的。当然,有些癫痫发作有一定的规律性,比如在刚入睡时犯病,在月经周期前后犯病,也有在疲劳和生气时犯病等。但总的来说,癫痫发作是"不可预测"的,难以正好在发作前加以预防,原因就是脑子里的放电是不规律发放的,有的时候发放频繁,到发作的时候就像风暴一样达到高潮。要想预防只有长期有规律地服药,维持血中有效的抗癫痫药物浓度,才能可靠地预防"风暴"的到来。

55. 癫痫发作和癫痫综合证是一回事吗?

　　癫痫发作是一个临床的概念,癫痫发作多种多样,主要有部分性发作和全身性发作两种,以下还有更为详细的分类。癫痫综合征则是指特定的癫痫发作结合病人的发病年龄、病因、脑电图所见、诱发因素、临床过程、治疗反应及预后等综合因素而确定的一组疾病。这是癫痫诊断的一个很重要的组成部分,目的是为了确定癫痫的治疗和预后,因为不同的癫痫综合征有着不同的治疗和预后。如儿童良性癫痫预后很好,只需小量、短时间的抗癫痫治疗即可奏效。而婴儿痉挛、Lennox 综合征则为难治性癫痫,治疗困难,预后不良。

56. 癫痫病人会有哪些精神行为异常?

　　癫痫儿童精神行为异常表现形式多种多样,如任性、暴躁、好激动、胆怯、多疑、破坏和攻击等行为,但以忧郁、社会退缩、强迫性、多动、违纪、残忍等因素居多,智能低下及癫痫发作未能完全控制者尤为显著,但另一方面,缺乏教育、家庭关系紧张者出现行为问题比较多见。癫痫儿童行为异常大约有 25% 是环境应激而促发。学龄期儿童最常见的促发因素是考试，其次是家庭冲突、家长过分关注或忽视都会使症状持续，有个别患儿在某种程度上能自行诱发或控制发作。癫痫病人的精神行为异常要及早引起家长注意，严重的情况下应求助于精神科医生。

脑 电 图

57. 什么是脑电图？

脑组织本身就可以自发地产生生物电活动。脑电图是在头皮上通过电极将已存在于脑细胞的电活动记录，经放大以后记录在纸上，形成一定图形的曲线。它反映了脑在任何时刻的功能状态。正常情况下，这些生物电活动非常微小（百万分之一伏特），用一般的仪器记录不到。目前所用的脑电图机记录到的波形是放大了一百万倍后的结果。当脑出现病变的时候，脑电图就会有相应的异常变化。特别在癫痫的情况下，脑电图会出现癫痫样放电，这种放电不但在癫痫发作时会有，在发作间歇期也会出现，对于癫痫的诊断、定位、定性及疗效的观察都有着重要的意义。

58. 脑电图对癫痫有什么诊断价值？

有人问为什么一定要做脑电图？这是因为脑电图对癫痫的诊断和分类非常重要，而选择治疗和判断预后必须在明确诊断的前提之下进行。癫痫样放电有助于诊断和鉴别诊断；某些类型的癫痫与脑电图有着特殊的对应关系。如失神发作总是伴随着双侧对称同步每秒三次的棘慢复合波节律。肌阵挛发作总是伴随着多棘慢复合波。婴儿痉挛具有典型的脑电图高度失律。儿童良性癫痫伴有脑电图中央颞区棘波等。

59. 脑电图做一次就够了吗？

有人说："我做过脑电图，肯定是癫痫。"不愿意再定期复查脑电图。其实，癫痫的临床经过是变化的，脑电图也是会有改变的。复查脑电图的目的不仅是为了再一次确定诊断，也为判断治疗的效果和预后提供根据。有的时候癫痫的放电也很隐蔽，时隐时现，定期的复查是很有必要的。脑电图是一种无创性的检查，多次检查并不会给身体带来任何危害，所以不必有所顾虑。

60. 脑电图不正常就一定是癫痫吗？

有的家属说："我孩子的脑电图不正常，肯定是癫痫。"其实脑电图只是诊断的依据之一，千万不要仅仅根据脑电图就武断地下结论。在正常的人群中有一部分人脑电图就不正常，甚至还有癫痫样放电；有人曾经在临床无症状的小学生中进行脑电图普查，就发现 0.5%～4% 有所谓的"癫痫样放电"。脑电图报告中"不正常"的内容也不尽相同，"轻度不正常"以下并没有确定癫痫的临床意义。有些"不正常"与癫痫没有直接关系，如脑电图中的背景波异常，况且还会有正常脑电图因判断错误而误认为"不正常"的情况。因此拿到此类报告也不必紧张，找有经验的专科医生咨询，进行必要的复查，结合临床症状加以判断，仅脑电图异常不能作为癫痫的诊断依据。

61. 脑电图正常就不是癫痫吗？

脑电图是诊断癫痫的一种重要的辅助检查，但发作间歇期常规觉醒脑电图有一定的局限性，对癫痫样放电发现的阳性率仅为 40%～50%。脑电图的描记时间和诱发试验是否充分对癫痫样波的检出率至关重要。癫痫样放电和癫痫发作一样是间断出现的，在有限的检查时间内并不一定能捕捉得到，因此，一次普通脑电图结果正常并不能排除癫痫。一般条件下，重复脑电图检查可以提高阳性率。为了使脑电图诊断功能更加有效，可以采取各种方法延长描记时间、增加导联和诱发试验，如睡眠诱发、剥夺睡眠，可使脑电图的阳性率提高到90%以上。现代的录像脑电图监测不但能长时间监测，而且能自动记录发作和发作波。但如果在所谓"发作"的时候监测到的脑电图也正常就可以证明不是癫痫。

62. 做脑电图对身体有害吗？

有些病人和家属害怕做脑电图，看到做脑电图时头上缠有很多导线与机器相连，以为每次做都会给病人脑子里通电，这种顾虑是由于对脑电图不了解。正常人的脑子里都有电的活动，脑电图只是从头皮上记录来自脑细胞的自发性电活动而已。是非侵犯性的检测技术，同做心电图一样，不但无害，同时也没有痛苦。癫痫病人一生中将会做许多次脑电图检查，这是绝对必要的，也是不可省略的。因为脑子的疾病会产生异常的电活动，脑电图检查可以帮助疾病的诊断、治疗及判断预后。同样，随着癫痫发作的缓解，脑电图描记中的癫痫样放电就会逐渐减少或消失，对减药、停药有指导作用。

63. 进行脑电图检查需要做什么准备？

脑电图检查一般都要预约。预约的同时，医务人员会告诉你注意事项，如检查的头一天要洗净头发，不能抹油、发蜡或摩丝等护发定型用品。检查当天要早些起床，吃好饭，除对脑电图有严重影响的药以外，一般不需停药。因为脑电图是对人体无害的，所以没有必要紧张，在安静、舒适的环境下，如果能小睡一会儿就能大大地提高癫痫诊断的阳性率。

64. 什么叫脑电图的诱发试验？

癫痫波的发放并非持续不断的。在临床发作的间歇期虽也有发放，但有时隐而不发，除非记录的时间很长，否则一般不易捕捉得到，故必须采取一些诱发的手段，如闪光、过度换气等，睡眠也是一种有效的诱发手段。有人一听"诱发"二字就害怕，以为是要诱发癫痫发作，其实并非如此。癫痫样波在不诱发的情况下也会出现，但在某种特定的条件下更容易出现，诱发出来的癫痫波一般不致引起发作，而且对诊断极有价值。因此，很多诱发实验是作为常规来进行的。

65. 什么叫剥夺睡眠脑电图？

有时医生会让病人晚上回去不要睡觉，明天上午来做脑电图，这种方法就叫做剥夺睡眠脑电图，是脑电图诱发试验的一种。一晚上不睡觉，使第二天早晨大脑处于轻睡状态，癫痫的异常放电就容易出现。这种方法只有在常规脑电图不能确定诊断的情况下使用。正规的剥夺睡眠脑电图是很严格的，应在实验室内过夜达到完全禁睡的目的，但在通常的条件下难以实现。

66. 为什么要做"蝶骨电极"？

由于普通头皮电极距离大脑皮层很远，不能准确地反应某些部位的电位变化。蝶骨电极是为记录颞叶前下方电位而选择的一种特殊电极，电极插入后距离颞叶前部较近，对颞叶癫痫特别是前颞叶病变的诊断有非常重要的意义。经典蝶骨电极用一顶端不绝缘的银丝导线，通过套管针由颧骨弓的下颌切迹处垂直刺入约 4~5 厘米。然后拔出套管针而将银丝导线留于组织中，其位置在卵圆孔附近，可留置数日作为长时间监测用。因这种蝶骨电极不能作为常规使用，现普遍使用国产三寸毫针作为蝶骨电极记录，简便易行，可作为癫痫病人脑电图检查常规使用。

67. 什么时候需要做 24 小时脑电图监测？

24 小时脑电图监测也称为动态脑电图，或称为脑电 Holter。病人安放好电极后，可携带便携式磁带记录盒自由活动，通过导线将 24 小时的脑电图信号记录在录音磁带或光盘上。第二天通过回放来进行分析，达到诊断的目的。有人认为 24 小时脑电图监测是最先进的，其实也并不尽然。24 小时脑电图监测的缺点是：病人在监测中是处于活动状态下，一些由于眼动、眨眼、咀嚼、吞咽等动作形成的伪差就不易识别，很容易造成误诊和误判。只有在严格掌握适应证和方法的情况下，才能发挥 24 小时脑电图监测的作用。

68. 什么时候需要做录像脑电图监测？

目前在癫痫的诊断方面，录像脑电图已经作为常规，得到了广泛的应用。如果临床需要捕捉癫痫发作，就必须做长时间的录像脑电图监测。这项技术经常用在癫痫的诊断、鉴别诊断，癫痫源定位和确定手术治疗方面。

69. 病人不发作的时候，脑电图就做不出来吗？

很多人认为癫痫不发作的时候，脑电图就做不出来，其实不然。

癫痫放电是不规则、间断发放的，即使发作间歇期在脑电图上也会有表现，只是和做脑电图的时间长短，是否有充分的诱发试验有关。当然，如果发作时的脑电图能被记录下来更好，但这种机会不多。越是接近发作，脑电图癫痫样放电出现的阳性率越高。所以，发作后及时到医院就诊并接受脑电图检查，对确定诊断很有帮助。

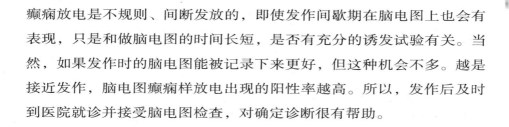 70. 脑电图持续癫痫放电说明病情很重吗？

有一种少见的年龄依赖性癫痫综合征，叫癫痫伴慢波睡眠期持续棘慢波，属于一种癫痫性脑病，临床表现为癫痫发作、神经心理损害及运动倒退。抗癫痫药物可减少癫痫发作，但对神经心理损害和运动倒退改善不明显。皮质激素治疗可明显改善神经心理损害、运动倒退及脑电图的连续放电现象。但值得注意的是，有的儿童良性部分性癫痫的睡眠脑电图也可以见到类似慢波睡眠期持续棘慢复合波的改变，所以脑电图连续放电并不一定意味着病情严重。

71. 做脑电图前需要停药吗？

有人说吃了抗癫痫药脑电图就做不出来，要想做出来就要停药，其实这是错误的。因为突然停药会造成一些病人病情恶化，特别是容易出现癫痫大发作连续状态，严重的情况下会有生命危险。因此，做脑电图前还应维持正常服药，一般情况下不会影响脑电图的结果。只有过多服用苯二氮䓬类的药物才会对脑电图的判断产生一定影响，但也必须在医师的指导下逐渐减药、停药后接受检查。特殊情况下，如癫痫术前评估，需要在短时间内捕获到足够多次数的发作，往往需要减药或停药诱发。

72. 什么叫脑电地形图？

自从有了计算机以后，人们可以把一段脑电图信号通过数字化技术输入到计算机中去。经过计算机软件的处理，再把所需要的数据图形化。如我们想看脑电图波幅高低分布的情况，就可以通过功率谱的分析，在图形上表示出来。如想知道各种频率脑波的分布情况就可以通过频谱分析并用图形表示出来。脑电地形图只是将我们看到的脑电图图形化、形象化，更加直观了。但大多数情况下，脑电地形图不能区别不同类型的癫痫性放电、不能排除伪差、不能代替脑电图。而且用来做计算机处理的只是一小段脑电图，选择得是否合适，对脑电地形图的结果有直接的影响。因此，从这个意义上说，直接分析脑电图要更加可靠。

诊　断

 73. 一次癫痫发作可以诊断癫痫吗？

一般认为只发作一次不能诊断为癫痫，至少要有两次或以上发作才能考虑诊断为癫痫。当然，要密切结合病史、体格检查、影像学及脑电图所见等对出现再次癫痫发作的风险进行评估。是否进行抗癫痫治疗要权衡利弊，征求家属的意见，综合考虑。也有一种偶发性癫痫，即病人一生中可能就犯一两次，不经治疗也没有复发，对于这类病人不一定要给戴上癫痫的帽子，但应注意临床观察。

74. "抽风" 就一定是癫痫吗？

很多人认为抽风就一定是得了癫痫，其实并不然。遇到突然发生的意识障碍或伴有肢体的抽动，病人和家属都非常紧张，认为一定是得了癫痫病。常常不知所措，到处求医问药，有时误诊为癫痫，服用抗癫痫药物达数年之久。其实抽风并不一定是癫痫，如高热惊厥、缺钙、低血糖、酒精戒断等均可有抽搐发作，必须搞清楚诊断才能进行治疗。此时应该到有经验的专科医院去接受必要的检查，特别是脑电图检查，有时不仅要做清醒脑电图，还要做睡眠脑电图。个别病人一次脑电图正常并不能排除癫痫，还需进行重复检查。因此，癫痫的诊断必须是十分慎重的。

 75. 发作性的症状是否就一定是癫痫？

癫痫的症状是发作性的，但并不是所有发作性的症状都是癫痫，癫痫发作最常见的症状是抽搐或发作性的意识障碍。据癫痫专科统计，在就诊的病人中约有 20% 为非癫痫性的症状，如发作性的头痛、头晕、晕厥、腹痛、肢痛或发作性的睡眠异常等。如果确定是非癫痫性的，长期服用抗癫痫药是没有必要的。还有些情况是属于生理性的症状，如孩子刚入睡时不规则的局部抽动等。有了可疑的发作性症状应找专科医生进行咨询和检查，不要有病乱投医，造成不必要的紧张。

 76. 发高烧"抽风"是癫痫吗？

这种情况称为高热惊厥，顾名思义就是高热引起的惊厥。高热惊厥初发年龄在 6 个月~6 岁之间，6 个月以下小儿很少发生高热惊厥。在 6 个月~3 岁间这个特殊年龄阶段，脑的解剖、生理、生化等各方面都处于快速发展中，兴奋和抑制系统的平衡处于不稳定状态，容易发生高热惊厥。据统计有 3% 的儿童在 6 个月~5 岁之间有一次或数次的发作，一般发作时的体温是在 39℃ 以上，也有时不为家长所觉察，抽风去医院后才发现高热。高热惊厥并不一定是癫痫，其中仅有2%~5%的患儿今后有成为癫痫的危险性，脑电图检查有助于确定诊断。单纯性的高热惊厥不需要长期服用抗癫痫药物，及时地降温可以预防惊厥的发生。

77. 高热惊厥是怎么引起的？

高热惊厥在儿童中十分常见，患病率为 5%~10%。一般在发烧

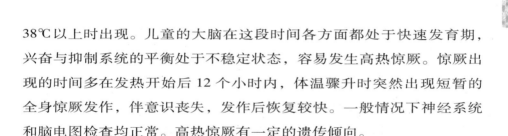

38℃以上时出现。儿童的大脑在这段时间各方面都处于快速发育期，兴奋与抑制系统的平衡处于不稳定状态，容易发生高热惊厥。惊厥出现的时间多在发热开始后 12 个小时内，体温骤升时突然出现短暂的全身惊厥发作，伴意识丧失，发作后恢复较快。一般情况下神经系统和脑电图检查均正常。高热惊厥有一定的遗传倾向。

78. 高热惊厥与癫痫有什么必然的关系吗？

目前，高热惊厥和癫痫还是两个不同的概念和疾病。然而，高热惊厥与癫痫在遗传上有共同点。高热惊厥导致脑缺氧，而颞叶内侧海马结构又最易遭受缺氧性脑损伤。因此，有人认为 1/4 的高热惊厥将来有可能发生颞叶癫痫。高热惊厥的癫痫发病率比一般人群高6～10倍。高热惊厥发展成为癫痫的危险因素有：先天性神经系统发育异常、发作严重程度（持续时间大于 15 分钟或 24 小时内反复发作高热惊厥 1 次以上）、一岁前发生高热惊厥及有癫痫家族史者。

79. 低血糖时可能出现"抽风"吗？

低血糖可能发生抽搐，但发生的时间比较特定，如经常出现在清晨或饭前，发作前还会有心慌、出汗、手脚冰凉、面色苍白等症状。持续时间也比癫痫发作要长，进食或喂糖水后可立即缓解，空腹血糖的测定有助于确定诊断。

80. 血钙低时也会"抽风"吗？

低血钙时也可能发生抽搐，但发作的临床表现比较特殊，手足呈鸡爪样，重时可表现癫痫大发作，幼小婴儿有时仅见面部抽搐。但这样的儿童经常伴有缺钙的其他症状，如鸡胸、肋骨外翻等佝偻病的表现。成人有时合并导致低血钙的内分泌疾病，如甲状旁腺功能低下。血钙的测定有助于确定诊断。小儿的低血钙惊厥多发生于春季，因入冬后小儿很少直接接触阳光，此时维生素 D 缺乏已达顶点，春季接触阳光后，体内维生素 D 骤增，大量钙沉着于骨，血清钙暂时下降，从而促发本病。静脉补钙及维生素 D 治疗有明显的效果。

81. 晕厥发作时也会"抽风"吗？

晕厥可由不同的原因引起，为一过性的、广泛性的大脑缺血所致。晕厥发作和癫痫不同，一般情况下不伴抽搐，无癫痫发作时经常出现的双眼上翻、口吐白沫、发绀、咬破舌头、尿失禁等症状。但少数病人晕倒在地时也可有轻度地抽动、双眼上翻、流涎等，和癫痫发作不易区分。此时详尽的脑电图检查可提供鉴别诊断的依据。另外晕厥常于站立时出现，发作前往往有诱发因素，如疼痛、恐惧、紧张、过劳、饥饿、激动等；也可在空气闷热、洗澡、乘车站立过久时发生，发作前多有自觉症状，如感到耳鸣、眼花、眼前发黑等。发作时面色苍白、出汗、手脚发凉、四肢无力、跌倒在地。有人在排尿后发生称为排尿性晕厥；有人在咳嗽后出现称为咳嗽性晕厥。

82. 癔症发作时也会有"抽风"吗？

癔症（分离转换性障碍）是由精神因素，如生活事件、内心冲突、暗示或自我暗示，作用于易病个体引起的精神障碍。癔症发作有时也容易误诊为癫痫，和癫痫的区别在于总是有一定的诱因，如生气、激动或各种不良的刺激。发作时经常带有感情色彩，发作形式不固定，时间比较长，癔症发作的病人还有多种多样神经精神方面的其他症状。脑电图有助于鉴别诊断，发作间歇期特别是发作时的脑电图没有癫痫样放电，暗示治疗有效。

83. 什么是习惯性抽搐？

有些孩子会有一些重复、刻板、不自主的动作，如摇头、眨眼、耸肩或手足突然抖动几下等。常见于中小学生，男孩比较多，注意力集中时较重，分散注意力时可减轻。包括脑电图的各项检查都正常，通过训练和教育可使发作减少或消失。这种习惯性抽搐是属于一种不良习惯，不要把它误认为癫痫。

84. 孩子有时一阵阵夹腿是癫痫发作吗？

这种情况多见于幼儿时期，女孩多于男孩。发作时两腿交叉内收或互相紧贴，有时上下摩擦，全身用力，双眼发直，面色潮红，额部出汗，呼吸粗大，会阴部肌肉收缩，持续数分钟或更长时间。患儿在发作过程中神志始终清楚，如将其抱起或改变体位能终止发作。这种情况多发生在上床入睡前、醒后或单独玩耍时，有时在母亲怀中也可发作。较大儿童可骑跨于座位上反复摩擦。夹腿发生的原因还不清楚，可能是先有局部刺激，如外阴湿疹、炎症、蛲虫，因瘙痒而摩擦，而后在此基础上产生习惯性摩擦动作。和癫痫发作不一样，一般不需要药物治疗，主要靠精神心理治疗，预后良好。如有局部刺激因素，应及时去除。

85. 发作性头痛是癫痫吗？

有的孩子会出现一阵阵的头痛，有时头痛之前可有眼前闪光、火花、色彩条带、一过性的黑蒙或视觉错乱等。视觉症状之后，有些患儿还会有一过性局限性运动障碍，如偏瘫或眼肌麻痹。继之出现头痛，开始为钝痛，逐渐转变为撞击痛或跳痛。约 2/3 患儿为单侧，

1/3为双侧头痛。以眼部、前额及太阳穴区显著，多伴有恶心、呕吐，可有厌食及怕光，需经熟睡一段时间方可缓解。这是一种典型的偏头痛，和癫痫是完全不同的两种病。

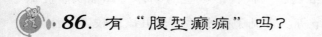

86. 有"腹型癫痫"吗？

有的孩子经常发作性腹痛，加之脑电图不正常就诊断为"腹型癫痫"，并一直吃抗癫痫药物。这种情况常发生在缺少专科经验的医院。肚子痛是儿童经常发生的临床症状，常见的病因有寄生虫、肠痉挛与消化不良。不能因为查不出病因，老治不好就诊断为癫痫。脑电图的不正常也要具体分析，因为一部分正常儿童的脑电图就可以不正常，不能作为诊断的唯一依据。目前癫痫综合征的国际分类中并没有"腹型癫痫"，腹痛作为一种自主神经症状可以出现在癫痫发作中，但一般均伴有抽搐或意识障碍等其他癫痫发作。肚子痛作为唯一的症状诊断癫痫时必须十分慎重。

87. 小孩夜里一阵阵哭闹是癫痫吗？

有的孩子在入睡后15分钟~2个小时突然坐起，尖叫哭喊，表情惊恐，瞪目直视，意识矇眬，对周围的事物毫无反应，一般很难唤醒，有的则表现为意识浑浊，定向力障碍。患儿有时自言自语，不知所云，有时抓住大人不放。发作时心跳加快，呼吸急促，持续30秒~5分钟，然后继续入睡，这种情况称为夜惊。次日对发作过程不能回忆。和癫痫发作不一样，夜惊不伴有抽搐，无口唇发绀，脑电图正常。如果不能肯定，就应该及时到专科医院去咨询，必要时可进行录像脑电图监测，以便和癫痫相鉴别。

88. 梦游症和癫痫有什么区别?

梦游症是指儿童在睡眠中起床行走。研究发现,本病发生在非快速眼动的深睡期,游走时并未做梦,故有人改称为"睡行症"。多发生于 10 岁前,男孩多见,可合并夜惊及遗尿。发作在入睡后的 1~3 个小时内,于熟睡中起床,双眼凝视,在室内或室外走动,行走摇晃,但能避开迎面的物体,有时还会做些复杂的动作,如开门、拉抽屉,有时口中念念有词,并能回答他人的问题,但口齿欠清,答非所问。约经 5 分钟后上床入睡,次日对发作过程不能回忆。和癫痫不一样,本病发作时动作比较丰富,不像癫痫发作那样刻板,时间有时也较长,脑电图正常。但应注意和复杂部分性发作相鉴别,不能鉴别时应找专科医生,必要时进行夜间的录像脑电图检查。

89. 儿童夜间摇头是癫痫吗?

夜间摇头是一种儿童在睡眠中出现以头部为主的异常运动的精神障碍。多见于 1 岁半以前的儿童,男女差别不大,常发生在快速眼动睡眠与非快速眼动睡眠的浅睡、中睡期,表现为睡眠中有规律的头部运动,如点头、左右摇摆或躯体翻转,上下弹动,动作迅速而激烈,有的甚至以头顶墙壁或床板,弄出很大响声。这些现象可发生在睡眠中或将醒未醒时。与癫痫的区别是面色不改变,没有强直阵挛发作,不伴尿失禁,脑电图正常,一般无需治疗。

90. 抽动秽语综合征是癫痫吗?

主要见于儿童,也有时误诊为癫痫。以眨眼、面部抽搐、做鬼脸、多动、不自主地出声、重复秽语为主要特征。病程长,病情起伏并进行性加重，男孩较多见。病因可能与神经递质多巴胺能神经元不正常活动有关。当纹状体内的多巴胺能神经元功能亢进时，就抑制了尾状核的活动，经常性受抑制的苍白球和皮层下中枢的抑制被解除，就会出现过多的运动和不自主的发声等。这种病和癫痫是两回事，50%～60%的病人可有轻度脑电图异常，但无特异性。

91. 儿童不自主的抽动和癫痫怎样鉴别？

2～12岁男孩多见，通常以眼、面肌抽动开始，表现为频繁的眨眼、缩鼻、努嘴等，其中反复眨眼最多见。逐渐波及颈、肩、四肢、腹部及全身，表现为摆头、歪颈、耸肩、四肢抖动，动作刻板，且反复发生，累及多组肌肉，抽动可受意志控制而短暂停止，但很快又出现，紧张时加剧，入睡后消失。以下几点可供鉴别时参考：①抽动症有其发展规律，而癫痫的发作形式则比较固定；②癫痫发作多伴有意识障碍，而抽动症则没有；③抽动症晚上没事，而癫痫多在睡眠中发作；④抽动症虽可有脑电图异常，但多无特异性，没有癫痫样放电；⑤抗癫痫治疗不能控制抽动发作，而氟哌啶醇等药物则治疗有效。

92. 呼吸暂停综合证是癫痫吗？

有些孩子由于疼痛、惊恐、要求得不到满足时，多表现为大哭一声或几声，然后屏气、呼吸暂停，面色苍白甚至面色青紫，接着意识丧失并呈角弓反张体位；然后很快恢复，全身松软，一般1～2分钟自然终止。这类发作常见于那些父母过于溺爱或神经质的儿童，往往被误诊为癫痫，然而脑电图完全正常。发作时的录像脑电图监测有助于确定诊断。

93. 什么叫反射性癫痫？

有一种特殊类型的癫痫叫反射性癫痫。是由某种特异或非特异的刺激而诱发的癫痫，这类癫痫是比较少见的，仅占癫痫的 1%～5%。这些癫痫发作仅仅发生在特定的情况下，如计算、下棋、听音乐、进食时。可以由一个很单纯、很纯粹的感觉刺激引起，如视觉、听觉、躯体感觉进行诱发，也可以由多个刺激所诱发；可以由复杂的刺激所诱发，如阅读困难的书、玩计算机游戏、画复杂的画、参加考试等，也可以开始是某个特异刺激诱发。如果是同一个癫痫病人，同样的刺激，不一定每次都能引起癫痫发作，同样的刺激可引起不同类型的癫痫发作；不同的感觉刺激可在同一病人身上引起相同的发作。

94. 癫痫综合征的诊断依据是什么？

癫痫是由各种各样的癫痫综合征组成的，癫痫的诊断也必须要有具体的内容，如果仅仅诊断一个病人为癫痫是不够的。癫痫综合征是指某些症状和体征总是集合在一起表现出来的群体，它有特定的发病年龄、发作类型、脑电图模式、促发因素、临床经过、治疗反应、预后和转归。总之，不同类型的癫痫有着不同的表现、治疗和预后。有些癫痫综合征是良性的，如儿童良性部分性癫痫、失神癫痫都是预后很好的，只需小剂量的抗癫痫药物即可奏效。而婴儿痉挛、Lennox 综合征就预后不良，临床常常难治。

95. 医生可能为癫痫病人做些什么检查？

一些类型的癫痫发作易与其他疾病混淆，医生在治疗前对疾病的确诊是十分重要的。医生对疾病的确诊很大程度上要依赖于病人发作时的表现和家属提供的发病症状和病史。此外，医生还会为病人进行必要的身体检查。如怀疑神经系统疾病的还应由神经科专家进行检查。仪器检查通常包括脑电图、头颅CT、磁共振（MRI）等。这些检查对身体没有多大影响，但孩子可能会对那些仪器检查产生恐惧感。这时应告诉孩子进行检查的必要性，消除其紧张情绪。对于已经开始服用抗癫痫药物的病人，应定期化验以发现可能的药物不良反应，必要时检测药物血中浓度，调整药物剂量。

96. 为了便于医生诊治，应注意向医生提供哪些情况？

因为医生很难观察到病人癫痫发作时的表现，家属却往往因惊慌失措而未能看清发作时的样子，到医生处一问三不知。详细地观察发作时出现的细节、持续时间、发作次数等十分重要，发作的次数说得越具体越好，如一年多少次或一个月多少次。家属还要向医生反映癫痫发作出现的时间，是白天发作多还是夜间发作多。发作与季节有没有关系，妇女发作与月经周期是否有关。家长还要注意孩子发作前后的情况，如发作前是否有先兆，发作后的意识状态如何，有无短暂的肢体瘫痪，发作后有没有短时间不会说话等。如有过去检查的病历、资料、片子一定要带给医生，其他有关的线索和家族史也请告诉医生。另外医生还要亲自检查病人，有些家属仅带上病历到处询问、咨询是不能解决问题的。

97. 癫痫的病史重要吗？

确切的病史是尽快获得诊断的关键。为了明确诊断，家属应向医生详细地反映病人的病情和病史。由于一般情况下医生看不到病人发作时的情况，全凭家属诉说，所以家属需要把自己见到的发作情况告

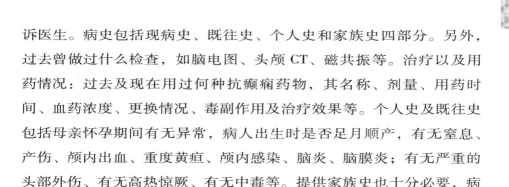

诉医生。病史包括现病史、既往史、个人史和家族史四部分。另外，过去曾做过什么检查，如脑电图、头颅 CT、磁共振等。治疗以及用药情况：过去及现在用过何种抗癫痫药物，其名称、剂量、用药时间、血药浓度、更换情况、毒副作用及治疗效果等。个人史及既往史包括母亲怀孕期间有无异常，病人出生时是否足月顺产，有无窒息、产伤、颅内出血、重度黄疸、颅内感染、脑炎、脑膜炎；有无严重的头部外伤、有无高热惊厥、有无中毒等。提供家族史也十分必要，病人家系中有无癫痫病人及类似的病人，这对于诊治和判断预后都有好处。

98. 什么叫原发性或特发性癫痫？

原发性癫痫，又称特发性癫痫。有人说查不出病因的就叫原发性，其实这是一种误解。原发性癫痫是指一组有以下特点的癫痫：①发病于特定的年龄，儿童或青少年多见；②智力及精神运动发育正常；③脑电图有特发性癫痫的特点；④单一药物的简单的抗癫痫治疗即能控制发作，临床预后良好。这一部分癫痫可能和遗传因素或素质决定的脑惊厥阈值低有关，只要诊断明确，小剂量的单一药物就能取得良好的疗效。不规范的治疗有时还使病情变得复杂，个别病例曾被误诊为难治性癫痫而给病人造成不必要的负担。

99. 什么叫继发性或症状性癫痫？

继发性癫痫，又称症状性癫痫。这类癫痫是指根据病史或检查，癫痫发作有明确的病因可寻，有限局性或弥散性中枢神经系统病变。相当一部分病人有神经影像学方面的异常或有相应的神经系统阳性体征，部分病人还有智能障碍。其年龄的相关性并不强，可见于各个年龄组，脑电图除有癫痫样放电以外，还有背景活动的异常。一小部分病人病因可能非常隐蔽，称为隐源性癫痫。比起特发性癫痫来说，这一组癫痫治疗比较复杂，有些成为难治性癫痫。

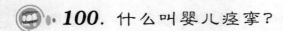

100. 什么叫婴儿痉挛？

婴儿痉挛是婴儿期所特有的一种癫痫综合征，每 3000～4000 个婴儿中出现 1 例，多数在 1 岁以内发病。婴儿痉挛发作的形式很特殊，表现为全身突然快速地抽动，以点头发作为主要特征。睡醒后易出现，经常连续数次或十余次。90% 以上的婴儿痉挛儿童有精神运动发育迟滞和智力低下。婴儿痉挛的脑电图极具特征性，表现为既不对称也不同步的所谓"高度失律"脑电图。此型预后往往不佳，部分患儿转为难治性癫痫。

101. 什么叫大田原综合征？

大田原综合征是一种早期婴儿型癫痫性脑病，由日本学者大田原于 1977 年首次报道。在此之前，本综合征多数被诊断为婴儿痉挛。患儿多数有严重的先天性或围产期脑损伤，神经影像学常能发现比较大的结构性异常，如明显的先天性脑发育异常、脑穿通畸形等。起病年龄在 3 个月之内，多数早至 1 个月之内。主要发作类型为痉挛性发作，可以为成串发作，类似婴儿痉挛发作。脑电图表现为特征性的暴发-抑制。治疗与婴儿痉挛相同。多数对药物治疗反应不好，发作难以控制。预后比婴儿痉挛更差，部分患儿在婴儿期夭折。存活者多在 3～6 个月时演变为婴儿痉挛的临床和脑电图特征，并伴有严重智力低下、脑瘫等。

102. 什么叫 Dravet 综合证？

Dravet 综合征是一种罕见的进行性癫痫性脑病，绝大多数因基因遗传因素致病，目前认为 SCN1A 基因突变导致其编码的钠离子通道 α 亚基功能异常是 Dravet 综合征的主要原因。1 岁内发病，生后 5 个月内为发病的高峰。首次发作为一侧性或全面性阵挛或强直阵挛，常为发热所诱发，起病后出现肌阵挛、不典型失神、部分性发作等各种发作形式。病初脑电图正常，随后表现为广泛的、局灶或多灶性棘慢波及多棘慢波。本病预后较差。随年龄增加癫痫发作和肌阵挛频率倾向于减少，高热、感染的诱发效应持续存在，在青少年期仍可发生热性惊厥持续状态。患儿几乎 100% 都有认知损伤，50% 出现严重智力低下，但一般至 4 岁后就不再继续进展。

103. 什么叫 Doose 综合证？

Doose 综合征也就是癫痫伴肌阵挛-站立不能发作，由 Doose 等于 1970 年首次报道的。当时称为肌阵挛-猝倒小发作，是一种少见的癫痫综合征，占 9 岁以下儿童癫痫的 1%~2%。发病年龄多在 6 岁以内，高峰为 2~5 岁，男孩多见。主要发作表现为肌阵挛、失张力或肌阵挛站立不能。肌阵挛发作主要累及双侧上肢及肩部，并有不同程度的点头或跌倒发作。站立不能是由失张力发作引起。两种发作形式同时出现即表现为肌阵挛-站立不能发作，患儿在单次或连续数次肌阵挛性抽动后肌张力不能维持而导致跌倒。肌阵挛发作时脑电图表现为全导不规则的棘慢波、多棘慢波短暂暴发，肌阵挛-站立不能发作时不规则、无节律的棘慢波活动（肌阵挛）突然转为高波幅慢波活动（失张力）。半数病人最终缓解，预后良好。多数病人智力正常或接近正常。也有些病人发作始终难以控制，并出现认知行为损害。

104. 什么叫 Landau-Kleffner 综合证？

Landau-Kleffner 综合征又称获得性癫痫性失语，是一种年龄依赖性癫痫综合征。常发生于儿童期，病因不清，可能与免疫、脑神经元损伤、遗传因素有关。发病高峰年龄在 5～7 岁。男孩多见。发病前语言功能正常，隐袭起病，进行性发展，病程中有自发缓解和加重。最常见的表现是语言性听觉性失认、自发性语言的迅速减少，首诊容易误诊为听力丧失。2/3 的病人出现精神运动、行为障碍。大部分患儿有癫痫发作，常于 15 岁前缓解，抗癫痫药可控制癫痫发作，但对于失语无明显治疗效果，早期应用足量皮质激素可明显改善语言功能。癫痫发作转归良好，但常常遗留语言障碍。

105. 什么叫 Lennox-Gastaut 综合证？

Lennox-Gastaut 综合征临床表现为一种全面性癫痫。多见于 3～6 岁的儿童。发作形式多样，以强直发作为主，可有肌阵挛发作、失张力发作或非典型失神发作，也可有全身性大发作。同一时期可以见到多种形式的发作，发作非常频繁，有时一天数十次。患儿有智力低下和精神运动发育障碍，多数病例有比较明确的病因。脑电图表现为背景活动差，以散在出现的慢的棘慢复合波波节律（每秒 2～2.5 次）为特征。本病治疗困难，预后差，为儿童难治性癫痫的代表。

106. 什么叫失神癫痫？

失神癫痫属于特发性全面性癫痫，其发病机制尚不完全清楚，有一定的遗传倾向。这种发作多见于儿童和青少年期，分别成为儿童失神癫痫和青少年失神癫痫。临床特点为有短暂的意识丧失，突然开始，突然结束，发作时正在进行的活动中断，双目凝视，眼球短暂上翻，如病人正在行走时突然呆立不动，如正在说话时突然停止或减慢速度，如正在进食时食物就停放在嘴边，整个过程持续几秒之后突然消失。发作时常可同时伴有轻微的阵挛，或失张力、或强直、或自动症，也可单纯地表现为意识障碍。脑电图表现为两侧弥漫性、对称同步性、每秒 3 次棘慢复合波，容易被过度换气诱发。治疗首选丙戊酸或乙琥胺。预后良好。

107. 存在儿童良性癫痫吗？

确实有所谓的"良性"癫痫，指的是儿童良性部分性癫痫，属于儿童期特有的一种类型。顾名思义，该型的预后比较好。这种癫痫的特点为：只发生于某一特定的发育时期，如学龄前后，有一定的遗传倾向，脑内无器质性病变，无智力及精神运动发育的异常，临床发作为部分性并经常发生于睡眠中，具有相应的脑电图特征，小剂量的抗癫痫药物即可有比较满意的疗效。儿童良性部分性癫痫一般均在青春期前缓解。包括有几种类型，有中央颞区、枕叶等。所谓"良性"是指长期预后，而在某一个时期尽管服药，仍可能有间断的发作。有些父母会因此急于寻找偏方以求快速"根治"，使病情反而复杂化，这种做法是不可取的。

108. 什么是青少年肌阵挛癫痫？

青少年肌阵挛癫痫是一种特发性全面性癫痫综合征，具有遗传倾向。发病主要在儿童和青春期，以肌阵挛发作为突出表现，一般无意识障碍，发作特点为短暂的、双侧对称的、同步的、无节律的肌肉收缩，常见于肩、臂，也可出现于下肢、躯干或头部，偶发于单侧。肌阵挛发作的频度和强度有很大差别，抽动可像轻微电击一样仅由病人感知，抽动明显时也可能导致手中持物坠落或跌倒在地。脑电图表现为广泛性快棘慢复合波或多棘慢复合波。抗癫痫药物治疗效果好，但停药后易复发，大多需要长期甚至终生服药。需要注意的是有些抗癫痫药物如苯妥英钠、卡马西平等有加重肌阵挛发作的可能性。

 **109.** 什么是 Rasmussen 综合征？

Rasmussen 综合征也有称"Rasmussen 脑炎"的，是一种罕见的癫痫性脑病。1958 年 Rasmussen 提出此病，并认为可能的病因为病毒感染，但是至今尚无可靠证据证实。目前资料提示是由免疫介导导致的单侧脑半球萎缩。主要见于小儿。临床表现为逐渐加重的局部性运动性癫痫发作，常发展为持续性部分性癫痫，病程中逐渐发生偏瘫和进行性认知障碍。抗癫痫药物不能控制发作。外科手术被认为是在未找到特异性病因治疗的情况下，唯一能使发作停止的方法。有些病例对免疫调节治疗有效。

110. 什么是进行性肌阵挛癫痫？

进行性肌阵挛癫痫是以进行性肌阵挛为主要临床特征的一组疾病的统称，多数有特殊的遗传缺陷。除肌阵挛外，其他常见临床表现包括共济失调、进行性痴呆及各种神经系统异常。引起进行性肌阵挛癫痫的疾病有很多种，但均少见，某些疾病与人种及地域分布有关，包括 Unverricht-Lundborg 病、Lafora 病、肌阵挛癫痫伴破碎红纤维综合征、蜡样脂褐质沉积症、唾液酸沉积症、神经轴索营养不良、齿状核红核苍白球丘脑下部核萎缩等。治疗方面，目前尚无有效的病因学治疗。对症治疗主要是抗癫痫药物治疗，控制或减少肌阵挛及其他类型的癫痫发作。

111. 什么是难治性癫痫？

有人把迁延不愈的癫痫都一概称为难治性癫痫，这是不科学的。很多情况下是因为诊断不正确、治疗不规范、依从性差等各种其他原因所致的疗效不佳。如果找到了症结所在就可能不是"难治性"了。真正的难治性癫痫是指，经过适当的抗癫痫药物规律治疗至少一年以上，血药浓度已达到治疗有效范围，仍不能控制发作，并影响日常生活、工作的癫痫，占癫痫总数的1/4左右。

112. 是什么原因导致癫痫变得"难治"？

导致"难治性"癫痫的机制尚不是很清楚。但与之有关的因素有：①发作类型及综合征如婴儿痉挛、Lennox-Gastaut综合征、颞叶癫痫的复杂部分性发作等构成了难治性癫痫的主体；②起病年龄越小，如一岁以内起病者，尤其有器质性病变的症状性癫痫，易成为难治性癫痫；③发作频繁、每次发作时间长、脑电图背景活动不正常的癫痫一般难治。难治性癫痫又有真假之分，假性难治性癫痫为"医源性"，多由于诊断有误差、分类不当或选药不合适、剂量不足或过量，或根本未进行正规的治疗所致。这些病人经合理个体化地调整治疗，有些效果显著。所以，即使诊断为难治性癫痫，也不要放弃积极治疗的机会。

113. 什么叫癫痫持续状态？

如果癫痫的发作持续不缓解超过5分钟，或者发作次数频繁且两次发作间歇期病人意识不恢复的情况均可认为是癫痫持续状态。这是临床上的一种紧急情况，长时间的抽搐会引起大脑的缺氧、水肿甚至造成不可逆的损害，应及时送医院抢救。根据发作的不同，又可以分为惊厥性癫痫持续状态和非惊厥性癫痫持续状态。癫痫持续状态多数是因为自行减药、停药、感染或颅内病变造成的。因此，长期服用抗癫痫药物的病人，如要变动药量必须有专科医师的指导。

114. 癫痫的诊断应注意些什么？

癫痫是一种比较特殊的疾病，一旦确诊，其抗癫痫治疗一般要持续2~3年甚至更长，还会增加病人和家属心理上的负担。因此，癫痫的诊断应该是极其慎重的。详细确凿的病史资料是诊断的基础，医生如能亲眼看到病人的发作则对诊断更有帮助。脑电图是诊断癫痫不可缺少的指标，当常规脑电图结果阴性时，不能轻易地否定癫痫的诊断，应延长描记的时间，做蝶骨电极并采用多种诱发试验，特别是睡眠诱发、剥夺睡眠以提高脑电图癫痫样放电的阳性率。病人发作时的样子和脑电图如能同时记录下来，对诊断极有价值，所以我们现在使用录像脑电图来进行监测，短时间不行就长时间监测，如是夜间的发作，我们就进行全夜监测。现代先进的仪器可以进行24小时或更长时间的录像脑电同步监测。

115. 是不是所有的癫痫都要做CT和磁共振？

有些病人和家属非常紧张，认为抽风一定要查个水落石出。于是所有的检查都做，花了不少冤枉钱不说，还给病人增加了不必要的痛苦。检查要根据情况：晚发性（20岁以后发病）癫痫要做详尽的检查。怀疑症状性癫痫特别是部分性癫痫都要做必要的检查。儿童癫痫要具体情况具体分析，根据临床症状、发病年龄、脑电图所见，不一定每个病人都要做CT和磁共振，有时仅做脑电图就可以确诊。

116. 对于癫痫来说哪种检查最好？

　　有些病人和家属到处去进行检查，所有的和最新的检查，认为只有这样才不会耽误病情。其实，癫痫最基本的检查是脑电图，特别是录像脑电图。如果怀疑到症状性癫痫的可能，就要做 CT 或磁共振检查，只有在需要进一步明确癫痫起源的情况下，特别是要手术治疗的病例才需要求助于 PET（正电子断层扫描）、SPECT（单光子断层扫描）、脑磁图和其他定位检查，有些甚至要做颅内电极的脑电图监测。最后的定位要结合各项检查进行综合的评定，有人说"根据 PET 或脑磁图检查就完全可以定位手术"，这种说法是错误的。

怎 么 办

117. 孩子有癫痫，家长应该怎么办？

首先要带孩子到神经科或小儿科找专科医师看病，明确诊断和治疗。选择了正规的抗癫痫治疗就要坚持下去，不要"操之过急，有病乱投医"，今天看西医，明天看中医，后天找偏方，最后贻误了治疗。另外，在确诊以后有些家长就不知所措，生怕孩子犯病。饭也吃不下，觉也不敢睡，孩子睡觉时，大人在旁边守着，这样长期下去一家人的生活都要受影响。对此要有正确的认识，抗癫痫治疗是一个长期坚持的过程，不能指望立竿见影，坚持长期的服药治疗就会看到曙光。

118. 当孩子惊厥发作时应该怎么办？

孩子发生惊厥的时候应该如何处理？这里列举了一些简单可行的方法：①保持镇静，与孩子呆在一起；②不必制止病人的动作或按压病人的肢体；③清除发病地点可能对病人造成伤害的物品；④使病人处于侧卧位，便于气道通畅；⑤解开导致呼吸困难的衣物，取下眼镜，口中不必塞任何东西，以免导致窒息；⑥抽搐时不要灌药；⑦惊厥后孩子可能烦躁、疲劳或急躁，要努力使其放松、镇静；⑧大多数病人可自行恢复。病人家属一定要冷静，但是如果发作时间超过 5 分钟，或者一次发作接着另一次发作，则应到医院急诊室寻求医生的帮助。

 119. 对癫痫的孩子应怎样进行保护？

防止癫痫发作最好方法是在正确诊断基础上进行有效的治疗。有人问："临到发作前有没有办法预防？"这样是不行的，按时、规律地服药才是唯一的办法。日常生活中，癫痫病人的日常保养应避免癫痫的诱发因素，如饮酒、熬夜、情绪激动、强光刺激、过度劳累、突然停用抗癫痫药物等。尽量避免到危险的环境中去或进行危险的运动，如登高、游泳等，以免癫痫发作时发生意外。如果发作很少，应该让孩子正常的上学、参加一般的集体活动。为了癫痫患儿的安全，有时需要随身携带一张卡片，上面注有患儿的姓名、年龄、患有癫痫及父母或监护人的地址、电话等，以便突然发作时会得到在场人们的及时帮助。

120. 癫痫病人应将自己的病情告诉哪些人？

在你熟悉的人和非常重要的人面前没有必要因自己患有癫痫而感到羞愧。你可以根据情况将自己的病情告诉你的朋友、亲戚、邻居、同学、老师、医生。如今，许多人对癫痫已有相当多的了解，他们会理解你的处境，并认同你，帮助你。你将你的病情告诉何人，告诉什么，这取决于你的判断。但至少应该告诉你的父母和医生，他们可以在这方面帮助你。对于有责任感的成人，如老师、校医，你应尽可能地让他们了解你的病情及遇到疾病发作时的处理方法。应让你的朋友知道什么是癫痫以及发作如何处理。对于一个不了解癫痫的人来说，遇到癫痫发作可能会害怕。显然，你不可能将你的病情告诉每一个遇到的人及每个同学。但应当告诉你周围亲近的人。

121. 是否应将孩子的病情告诉老师?

学校老师或校长应当了解您孩子的病情。尽管在校的一段时间内并没有癫痫发作,也不应当隐瞒病情,使老师了解您孩子的病情及特殊情况十分重要,这样当孩子万一在教室发生惊厥时,老师知道如何采取措施。与校医取得联系也会有助于消除老师的担忧。善解人意的老师会在孩子需要帮助时挺身而出的。有些家长担心说出去会招来别人的歧视,其实是没有必要的。社会正在逐步地改变观念,对于患有癫痫的患儿大家都会伸出他(她)们援助之手。

122. 去专科看病应做哪些准备?

如果在其他医院做过脑电图,应将检查结果告诉医生,仅仅知道结论是不够的,最好能将原脑电图或报告复制一份。如果做过其他检查,如 CT、磁共振等,也应该把结果告诉医生,最好把片子带给医生。有些个别家长故意不说结果,"考验"一下医师的能耐,这种态度并不利于疾病的诊断,有时还会延误病情。发病以后的治疗情况也是一个重要内容,曾经用过的药物、药量、用药时间、药物有无过敏、毒副作用及治疗效果等都要向医生反映。为了寻找癫痫的病因,还要了解患儿母亲妊娠时的情况,如有无感染、先兆流产等;孩子出生时是否足月,是不是难产,有无产伤,生后有无窒息,有没有重症黄疸等;孩子小时有无高热惊厥,有没有严重的头部外伤,脑炎、脑膜炎或中毒史,家族中有无类似的病人等。

123. 患病孩子不能按医嘱坚持吃药怎么办?

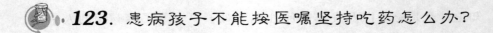

癫痫最基本的治疗是药物治疗,所以按时服药非常重要。儿童病

人的服药有一定的难度，特别是很小的孩子。有些药如丙戊酸钠、奥卡西平、左乙拉西坦有糖浆制剂，小儿容易服用。其他药片可以研碎化在水里服用，但有些缓释片制剂（如德巴金缓释片）则不宜研碎。服药的次数一般为一日两次服药，服药的次数越多越不容易坚持。上学的孩子早晚服药即可，一般应在家长的监督下把药吃下去。有时还要和孩子讲清楚吃药的重要性，取得配合也是很重要的。

124. 药物有了副作用怎么办？

如果在服药以后出现了急性的副作用，如全身起皮疹、恶心、呕吐等要及时和医生取得联系，在医生的指导下减药、停药或换用其他药物。一般的副作用如困倦等，可以继续服药观察，有时会逐渐消退。有些药物需要定期地检查血常规、肝肾功能，将检查结果给医生以便指导临床用药。药物的副作用并不可怕，是可以通过合理用药加以避免的。抗癫痫治疗的成功，控制癫痫发作对于病人特别是对于儿童有着非常重要的意义。因此，千万不要因为有一点点副作用就退缩。

125. 吃了药仍然发作怎么办？

因为癫痫的治疗是一个长期细致的过程，抗癫痫药物需要一定的时间逐渐起作用。病人对抗癫痫药物的反应存在个体差异。医生也要通过观察发作的情况，逐步将药物调整到位。病人和家属应该有充分的耐心与医生配合，共同努力以达到最佳的疗效，不能因为服了药还会发作就失去信心。有一部分癫痫确实属于药物难治，如果传统的抗癫痫药治疗无效，还可以试用新型抗癫痫药。实在困难的病例还可以考虑手术治疗，但这一过程也需要时间一步步地进行。

 **126.** 吃药以后孩子的学习成绩下降了怎么办？

　　抗癫痫药物虽然能控制癫痫发作，但也或多或少有些副作用，有些孩子吃药以后会发困，注意力会不集中，学习成绩也自然下降。问题在于权衡利弊，是发作对孩子的影响大还是药物的副作用影响大。有些家长害怕药物的副作用，宁可让孩子犯病也不吃药，这种做法是错误的。药并不可怕，只要使用得当，就可以在最小副作用的情况下取得最好的疗效。近些年来，随着新型抗癫痫药物的不断问世，使得医生可以为越来越多的孩子选择既能控制癫痫发作又没有明显毒副作用的药物。若抗癫痫药物出现副作用，切不可自作主张，停止用药，一定要在专业医生的指导下调整药物。这样才能够早日摆脱癫痫的困扰。

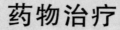

药物治疗

127. 癫痫药物治疗前必须回答哪些问题?

在进行癫痫的药物治疗时,必须明确两个问题:①病人是否为癫痫;②何种类型的癫痫?即治疗与癫痫的诊断和分类是密切相关的,很难想象在未能搞清以上问题时就进行抗癫痫药物治疗。这两个问题不仅医生应该回答,家属也有权提出这样的问题。

128. 是否癫痫一定要查出病因才能治疗?

有些病人和家属跑遍全国各地,有什么检查都去做,一定要查出孩子得病的原因,这种心情是可以理解的。但事实上相当一部分癫痫是查不出明确病因的。非要查个水落石出是没有必要的,有时还会耽误病情。当然诊断对癫痫的治疗有很重要的意义,弄清楚是哪一类型的癫痫,哪一个部位的癫痫及什么原因导致的癫痫,进行有针对性的治疗是非常必要的。但对于经过必要的检查而未能明确病因的癫痫也不一定非要查出病因不可,有时脑电图就能给我们提供治疗的依据,所以对于已经确诊的癫痫应首先针对癫痫本身进行有效的抗癫痫治疗。

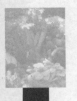

129. 仅仅 1 次抽搐发作需要治疗吗？

目前基本认同在两次明确的癫痫发作之后开始长期的抗癫痫药物治疗，但对于治疗时机的选择不能一概而论，在一些特殊情况下可以在首次发作后考虑开始药物治疗：包括：①并非真正的首次发作，在大发作之外还存在失神或肌阵挛等发作形式（常常被忽视）；②部分性发作、有明确的病因、影像学有局灶性的异常、睡眠中发作、脑电图有肯定的癫痫样放电以及神经系统异常体征等因素预示再次发作的风险增加；③虽然为首次发作，但其典型的临床表现及脑电图特征符合癫痫综合征的诊断，如 West 综合征、Lennox-Gastaut 综合征等；④病人本人及监护人认为再次发作的风险难以接受。

130. 良性婴儿癫痫需要治疗吗？

本病为婴儿期特发性癫痫，可能和遗传性惊厥易感有关，家族性病例发现有基因突变。患儿常有良性惊厥家族史，如热性惊厥或良性婴儿惊厥。发病年龄在 3~20 个月，多数患儿在 1 岁内起病，发病前精神运动发育正常，无器质性病变及神经系统异常。神经影像学及实验室检查正常。需要与低钙血症、低血糖等婴儿期一过性代谢紊乱引起的惊厥发作鉴别。由于多数患儿起病时有连续反复的发作，因而一般主张尽早给予抗癫痫药物治疗。可选药物包括左乙拉西坦、卡马西平、奥卡西平、丙戊酸钠、苯巴比妥等。疗程 1 年左右。预后良好，停药后无复发。

131. 癫痫的治疗过程是怎样的？

首先根据详尽的病史和脑电图检查，尽量明确发作的类型和属于哪种癫痫综合征，以便及时合理地选择药物。在制定药物治疗方案时，一定要选择高效、低毒的最佳药物和剂量。遵循合理分配给药间隔，长期规律服用药物，定期随访和监测，缓慢逐渐减药、停药的原则，制定符合病人个体化的药物治疗方案。必要时进行临床和药物的监测，以求达到最佳疗效。同时还要进行病人的心理咨询和康复治疗，注意病人的生活质量，力求达到病人及家属最大限度的配合。

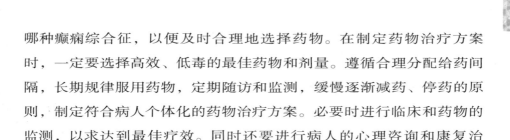

132. 什么是科学化合理化的药物治疗？

药物治疗是控制发作的重要手段，也是目前临床上治疗癫痫的基本方法。由于癫痫是个复杂的慢性病，发病率高、病程长，不能像对待急性病那样来治疗。应当因人而异地制定出一个长远、合理、适合个人特点的治疗方案。使病人的诊断、选药、剂量、服药方法、副作用、疗效、伴随疾病、智力发育、精神行为等方面都在严密的治疗药物监测之中，随时调整治疗方案以逐渐并尽快地达到最佳状态。这种个体化的治疗方案，就是科学合理的药物治疗方案。

133. 如何评价癫痫的药物治疗？

目前癫痫的基本治疗还是药物治疗。实践证明，只要正确地选择药物及用量，大多数发作次数均可控制或减少。除药物治疗外，还需辅以科学的生活指导，神经心理学及康复治疗，取得双方的充分配合才能奏效。另外，在癫痫的药物治疗中除了控制临床发作以外，我们还必须注意病人的生活质量，即保持病人相对正常的生活、学习、工作。在这一前提之下，控制发作或尽量减少发作次数、减轻发作程度。因为癫痫是一种慢性疾病，所以治疗是一个长时间的过程，必须有充分的耐心和爱心，经过细致的临床观察来进行。许多病人和家属急于根治，听信传媒广告，有病乱投医，到处寻找所谓"祖传秘方"

而上当受骗。

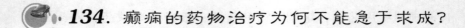**134.** 癫痫的药物治疗为何不能急于求成？

孩子得了癫痫，家长盼望尽快治愈，到处求医，总爱问医生："孩子的病能治好吗？""能去根吗？"首先我们对"治愈"这个词要有正确的认识。有些病如肺炎、痢疾等，通过打针、吃药把致病的细菌消灭，孩子很快就恢复了健康。但癫痫属于一种慢性病，是由于大脑的异常放电而导致的发作，需要长期服用抗癫痫药来控制症状，经过合理耐心的治疗，有可能使癫痫不再发作了，脑电图癫痫样放电可能逐渐消失，经过一段时间才能在医生的指导下慢慢减药、停药。这是一个较长的时间，需要细心的观察，定期的随诊。如果说几个月不犯就轻率地宣布已经治愈是不负责任的，是很危险的，所以不能急于求成。

135. 如何正确认识难治性癫痫？

有些病人和家属说："我们什么药都吃过了，什么医院都跑过了，就是没效。"于是就自暴自弃，认为治不好了。确实存在难治性癫痫，占总数的20%～30%，但所谓"难治"具有一定的相对性，有些"难治性癫痫"是由于诊断有误、分型不当、选药不对、剂量不足或过量，或根本就没有正规治疗所造成的。这部分病人经过确定诊断，合理地调整个体化方案治疗后，效果可能大不一样。一部分效果仍不好的病人，也不要丧失信心，更不要有病乱投医，相信游医、巫医。在专科医生的指导下，可考虑选用抗癫痫新药或求助于外科手术治疗。

136. 抗癫痫药是不是副作用很大？

很多人非常担心抗癫痫药物的副作用，认为长期吃药会把脑子吃傻或一辈子离不开药，其实这些看法都是错误的。这是由于不正确用药而引起的误解，抗癫痫药是有一些副作用，但毕竟是有限的。特别是在正确用药的情况下，药物副作用也是可以避免的，长期服用抗癫痫药物的量应该是能够控制发作的最小剂量。我们主张尽量使用单一抗癫痫药物治疗，以避免药物间的相互作用，减少副作用的发生。

137. 抗癫痫治疗应尽量用单一的药物，这是为什么？

治疗癫痫时，同时应用两种或两种以上的抗癫痫药物可能在药物代谢动力学和药效学的各个阶段发生相互作用。如苯妥英钠可以抑制丙戊酸钠的血中浓度，苯巴比妥可以降低苯妥英钠的血中浓度，丙戊酸钠可使拉莫三嗪的半衰期延长一倍。同时服用的药物越多，相互作用就越复杂，副作用就越多。因此，在抗癫痫药物治疗时，主张尽量用单一的药物治疗。

138. 什么情况下考虑换药？

癫痫病人一经选用了合适的抗癫痫药物以后，应每天坚持规律服用，尽量不换药。出现以下情况再考虑换药：①药物确实无效：所用药物已经加量至治疗剂量范围的上限或者病人能耐受的最大剂量仍无明显疗效；②过敏反应：一旦发现过敏反应应立即换药，尽量换用过敏反应发生率低的药物，如托吡酯、左乙拉西坦等，以免交叉过敏；③其他严重的副作用，如骨髓抑制等；④准备怀孕的女性癫痫病人正在服用致畸风险高的抗癫痫药物。

139. 什么是理想的抗癫痫药物？

癫痫是一种慢性病，需要长期的药物治疗。工作者一直在寻找理想的抗癫痫药物。它应该具有抗癫痫谱广、抗癫痫强度大、抗癫痫疗效高、毒副作用小、价格较低廉、来源较丰富等优点。然而目前为止尚无一种药物能够达到这种标准，包括中药在内。因此，在选择应用抗癫痫药物时，要权衡利弊，综合考虑。尽量达到控制发作的目的，又能将毒副作用降低至最小。

140. 抗癫痫药中有没有既能治病，又没有副作用的药？

所有的抗癫痫药，都有副作用，包括中药。俗话说"是药三分毒"，问题是如何对待副作用和发作二者之间的关系。正是因为有病才需要服药，如果只是因为药物的副作用而听任发作频繁不加以治疗，这不是"因噎废食"吗？况且药物的副作用并不是那样可怕，服药得当既可以控制发作，又不致有明显的副作用，许多病人长时间服用药物并未出现副作用。开始服用时可能会感到疲乏、困倦或轻度不适，这些副作用常常会随着身体对药物的逐渐适应而消失。每一种药物都会有相应的副作用，应向医生询问有关事宜。

141. 埋药治疗癫痫管用吗？

有些病人曾经到处求医问药，做过埋药治疗，花了钱却没有什么效果，必须强调目前比较肯定的治疗方法仍是长期口服抗癫痫药物。抗癫痫药物服用后在血中维持一定的血浓度起着抗癫痫的作用。单靠在皮下埋一片药是不可能有什么作用的，因为皮下的吸收效果并不好，即使吸收也达不到有效的血浓度，还易引起感染、疼痛等合并症。

142. 苯妥英钠怎么用？

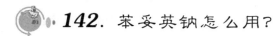

苯妥英钠也叫大仑丁，是 20 世纪 30 年代发现的一种古老的抗癫痫药。最大的特点是服用后不会引起病人困倦，抗癫痫的作用很强。但长时间的治疗发现副作用也很明显，可能对肝肾功能造成影响，引起毛发及齿龈增生、小脑萎缩等。过量服用会出现中毒反应、病人走路不稳、眼球震颤、共济失调等症状。孕期服用会增加胎儿畸形风险。用法：成人起始剂量 200 毫克/天，增加剂量 100 毫克/周，维持剂量 200~400 毫克/天；儿童起始剂量每天每千克体重 2~3 毫克，增加剂量每周每千克体重 2~3 毫克，维持剂量每天每千克体重 5~10 毫克。每天给药 2~3 次。

143. 苯巴比妥怎么用？

苯巴比妥也叫鲁米那，其应用已有一百年的历史了。优点是抗癫痫作用明显，特别是对于部分性和外伤性癫痫的疗效尤佳，其价格便宜，易于在农村和偏远地区使用。但长期服用苯巴比妥会导致儿童病人的行为障碍，如不安及多动，苯巴比妥可能对病人的机敏性、空间思维及记忆力带来不同程度的损害。苯巴比妥也是一种古老的安眠药，服用后可能造成困倦、嗜睡，影响日常生活。孕期服用增加胎儿畸形风险。用法：成人起始剂量 30~60 毫克/天，增加剂量 30 毫克/周，维持剂量 90~180 毫克/天；儿童起始剂量每天每千克体重 2 毫克，维持剂量每天每千克体重 2~6 毫克。每天给药 2 次。

144. 丙戊酸钠怎么用?

丙戊酸钠是 20 世纪 60 年代发现的抗癫痫药,具有广谱的抗癫痫作用,对全面型癫痫的疗效尤佳,特别是对于失神和肌阵挛癫痫的疗效令人满意。有些人服药初期可能有胃肠道反应,如恶心、呕吐、食欲减退等,也有轻度嗜睡、无力的副反应。一般坚持服药后,以上症状会逐渐消失。孕期服用导致胎儿畸形风险比较大。用法:成人起始剂量 600 毫克/天,增加剂量 200 毫克/3 天,维持剂量 1000~2000 毫克/天;儿童起始剂量每天每千克体重 10~15 毫克,增加剂量每周每千克体重 5~10 毫克,维持剂量每天每千克体重 15~30 毫克。每天给药 2~3 次。

145. 卡马西平怎么用?

卡马西平对于部分性癫痫有较好的疗效,特别是颞叶癫痫经常作为首选。多数报道显示卡马西平对认知功能无明显损害。主要的副作用有皮疹、嗜睡等,有人服用卡马西平后会出现严重的皮疹,甚至剥脱性皮炎。因此要从小剂量开始,一旦出现皮疹就应即刻停药。另外,还应定期检查血常规。与其他传统抗癫痫药物相比,孕期服用导致胎儿畸形风险相对较小。用法:成人起始剂量 100~200 毫克/天,增加剂量 100~200 毫克/周,维持剂量 400~2000 毫克/天;儿童起始剂量每天每千克体重 5 毫克,维持剂量每天每千克体重 10~20 毫克。每天给药 2~3 次。

146. 氯硝西泮怎么用?

氯硝西泮是苯二氮䓬类抗癫痫药物,为广谱抗癫痫药物,可用于控制各种类型癫痫发作。常见的不良反应包括嗜睡、头昏、共济失调、行为紊乱、异常兴奋、神经过敏、易激惹（异常反应）、肌力减退等。孕妇、哺乳期妇女和新生儿禁用。用法：成人起始剂量 1 毫克/天，增加剂量 0.5~1 毫克/3 天，维持剂量 4~8 毫克/天；儿童起始剂量每天每千克体重 0.01~0.03 毫克，增加剂量每 3 天每千克体重 0.25~0.5 毫克，维持剂量每天每千克体重 0.1~0.3 毫克。每天给药 2~3 次。

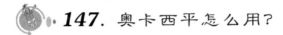

147. 奥卡西平怎么用？

奥卡西平是一种新型抗癫痫药物，2000 年美国 FDA 批准上市。是卡马西平的衍化物，对部分性癫痫有较好的疗效。好于卡马西平之处包括：肝酶诱导作用小、生物利用度高、蛋白结合率低；不良反应尤其是皮疹发生率较卡马西平少。用法：成人起始剂量 150~300 毫克/天，增加剂量 300~600 毫克/周，维持剂量 600~2400 毫克/天；儿童起始剂量每天每千克体重 8~10 毫克，增加剂量每周每千克体重 10 毫克，维持剂量每天每千克体重 20~30 毫克。每天给药 2 次。

148. 拉莫三嗪怎么用？

拉莫三嗪是一种新型抗癫痫药物，1994 年美国 FDA 批准上市。抗癫痫谱广，同时有稳定情绪和改善认知功能的作用。主要的副作用为皮疹，发生率约 10%，和剂量相关，因此需要从小剂量开始逐渐加量。除皮疹以外，其他的副作用很少。孕期服用不增加胎儿畸形风险。用法：单药治疗，成人起始剂量 25 毫克/天，增加剂量 25 毫克/2 周，维持剂量 100~200 毫克/天；儿童起始剂量每天每千克体重 0.3 毫克，增加剂量每 2 周每千克体重 0.3 毫克，维持剂量每天每千克体重 2~10 毫克。每天给药 2 次。与丙戊酸合用，剂量减半。与肝酶诱导剂合用，剂量加倍。

 ### 149. 托吡酯怎么用？

托吡酯是一种新型抗癫痫药物，1999 年美国 FDA 批准上市。具有多重抗癫痫作用机制，对多种类型癫痫具有较好的疗效。耐受性与安全性较好，皮疹发生率低。主要的不良反应包括头晕、嗜睡、注意力障碍、体重减轻等。孕期服用增加胎儿畸形风险。用法：成人起始剂量 25 毫克/天，增加剂量 25～50 毫克/周，维持剂量 100～400 毫克/天；儿童起始剂量每天每千克体重 0.5～1 毫克，增加剂量每 2 周每千克体重 0.5～1 毫克，维持剂量每天每千克体重 5～9 毫克。每天给药 2 次。

150. 左乙拉西坦怎么用？

左乙拉西坦是一种新型抗癫痫药物，2000 年美国 FDA 批准上市。具有独特的抗癫痫作用机制，抗癫痫谱广，安全性好，副作用发生率低，常见的不良反应有嗜睡、乏力和头晕等，常发生在治疗的开始阶段。无肝酶诱导作用，对于轻度和中度肝功能不全的病人无需调整给药剂量。肾功能不全的病人需要根据肌酐清除率调整给药剂量。孕期服用不增加胎儿畸形风险。用法：成人起始剂量 1000 毫克/天，增加剂量 500～1000 毫克/2 周，维持剂量 1000～3000 毫克/天；儿童起始剂量每天每千克体重 20 毫克，增加剂量每 2 周每千克体重 20 毫克，维持剂量每天每千克体重 20～60 毫克。每天给药 2 次。

151. 唑尼沙胺怎么用？

唑尼沙胺是一种新型抗癫痫药物，1989 年在日本上市，2000 年美国 FDA 批准上市。对多种类型癫痫具有较好的疗效。副作用主要为困倦、食欲不振、乏力、运动失调、白细胞计数降低等。目前尚无充分的资料表明孕期服用是否增加胎儿畸形风险。用法：成人起始剂量 100 毫克/天，增加剂量 100 毫克/2 周，维持剂量 400~600 毫克/天；儿童起始剂量每天每千克体重 2~4 毫克，增加剂量每 2 周每千克体重 2~4 毫克，维持剂量每天每千克体重 4~8 毫克。每天给药 2 次。

152. 加巴喷丁怎么用？

加巴喷丁是一种新型抗癫痫药物，1993 年首次在英国上市，1994 年获得 FDA 批准在美国上市，后来陆续在全世界众多国家被用于癫痫病治疗。主要用于部分性发作的添加治疗。不良反应包括嗜睡、眩晕、行走不稳、疲劳感。这些副作用常见于用药早期。只要从小剂量开始，缓慢地增加剂量，多数人都能耐受。儿童偶尔会急躁易怒，停药以后会消失。优点是无肝酶诱导作用。用法：成人起始剂量 300 毫克/天，增加剂量 300 毫克/天，维持剂量 900~2400 毫克/天；儿童起始剂量每天每千克体重 10~20 毫克，维持剂量每天每千克体重 30~90 毫克。每天给药 3 次。

153. 氨己烯酸怎么用？

氨己烯酸是一种新型抗癫痫药物。2009 年美国 FDA 批准上市。主要用于出生一个月到两年之间的婴儿痉挛的治疗，尤其是对于结节性硬化所致癫痫患儿的疗效优于其他抗癫痫药物；另外，作为添加治疗药物，可用于治疗成人顽固性复杂部分性发作。不良反应可有嗜睡、共济失调、头痛、头晕、情绪激动、记忆障碍及体重增加等。临床试验表明，氨己烯酸有导致病人视野缩小和永久性失明的风险。用法：成人和 9 岁以上儿童为每日 2 克，每日最大剂量 4 克。3~9 岁儿童为每日 1 克。每天给药 2 次。

154. 乙琥胺怎么用？

乙琥胺于 1958 年开始用于治疗失神发作，到目前为止依然是失神发作的一线药物。不良反应较常见的有食欲减退、呃逆、恶心或呕吐、胃部不适；较少见的有：眩晕、嗜睡、头痛、激惹或疲乏。可引起恶心、呕吐、食欲不振、腹胀、腹泻、眩晕、头痛、嗜睡、幻觉、呃逆；个别病例有白细胞计数减少，再生障碍性贫血，可引起肝肾损害。个别出现荨麻疹、红斑狼疮样过敏反应等。3~6 岁 250 毫克/天，6 岁以上 500 毫克/天，一次口服。增加剂量 250 毫克/4~7 天。儿童日剂量超 0.75 克，成人达每日 2 克时，需分 2~3 次服用。

155. 拉科酰胺怎么用？

拉科酰胺是一种新型抗癫痫药物，2008 年欧盟和美国 FDA 批准上市。用于成人部分性癫痫发作的添加治疗。有口服和注射液两种剂型，当病人不能口服时可选择静脉给药。病人通常对拉科酰胺耐受性好，常见的不良反应有眩晕、头痛、恶心、复视等。用法：成人起始剂量 50 毫克/天，增加剂量 100 毫克/周，维持剂量 200~400 毫克/天。每天给药 2 次。

156. 吃了药以后身上起疙瘩怎么办？

服用某些抗癫痫药物后可能会引起皮疹，一旦起皮疹就应该立刻停药并去看医生加服用抗过敏药物。有些抗癫痫药物如卡马西平、拉莫三嗪引起皮疹的概率较高，使用时应该从小剂量开始，逐渐加大剂量，可以减少此副作用。也有报道显示个别敏感的病人，仅服一次就导致严重的剥脱性皮炎，因此必须注意。

 157. 吃药以后感到头晕、困倦怎么办？

除苯妥英钠以外，服一般的传统抗癫痫药物都可能会有不同程度的头晕、困倦。不要为此紧张和不安，特别是刚开始服药时比较明显，但坚持一段时间后就会慢慢适应。

 158. 肝功能不正常怎么办？

很多抗癫痫药物都是酶诱导剂，通过肝脏代谢。肝功能不正常不是个好现象，应及时找医生看病，因为抗癫痫药物的作用很可能因此而受影响。反过来，药物过量也会造成肝脏的损害。肝功异常的病人尽量选择不通过肝脏代谢的药物如左乙拉西坦等，否则，在抗癫痫治疗和保护肝功能之间要权衡利弊，或两种治疗同时进行或优先保肝治疗至恢复后再加强抗癫痫治疗，需要有经验的医师进行综合会诊。

159. 白细胞、血小板计数降低了怎么办？

血小板计数降低也是抗癫痫药物的副作用之一。如长期服用卡马西平应定期检查血象，白细胞计数低于 $4\times10^9/L$ （4000/mm^3）、血小板计数低于 $100\times10^9/L$ （10万/mm^3）就要引起充分的注意，必要时减药、停药。如果服药中发现皮下出血或口鼻出血就要马上检查血常规并去看医生。有了这种情况也不必惊慌，因为及时地减药、停药就会化险为夷。

 160. 肾功能不正常怎么办？

肾功能不全会导致主要从肾脏排泄的抗癫痫药物蓄积，如加巴喷丁和左乙拉西坦，需要在专科医生指导下根据肌酐清除率来相应减少药物剂量，而对其他一些主要从肝脏代谢的抗癫痫药物则影响不大，一般无需调整用量。透析会过度清除水溶性、低蛋白结合率、低分布容积的抗癫痫药物，包括加巴喷丁、托吡酯、左乙拉西坦等，需加量；而高蛋白结合率如苯妥英钠、丙戊酸、卡马西平等则不需加量。

161. 甲状腺功能不正常怎么办？

虽然酶诱导剂如卡马西平、苯巴比妥、苯妥英钠等抗癫痫药物会减低游离和总的甲状腺素水平，但是临床上抗癫痫药物导致的甲状腺功能低下很少见。对于合并甲状腺功能低下的癫痫病人应选用不具有肝酶诱导作用的抗癫痫药物，如新型抗癫痫药物中的左乙拉西坦、加巴喷丁、普瑞巴林等，传统抗癫痫药物中可选用丙戊酸。

162. 脑卒中后出现癫痫发作怎么办？

脑卒中后仅有 2%~3% 的少数病人会发展成卒中后癫痫，因此发生脑卒中后，不必过分担心癫痫的发生，不需要预防性应用抗癫痫药物。脑卒中急性期出现癫痫发作，也不急于开始抗癫痫治疗。急性期以后若出现癫痫发作，则需要给予抗癫痫药物治疗，否则，多数病人会反复发作。抗癫痫药物选择上，老年人和需要用抗凝剂的青年人推荐用加巴喷丁或左乙拉西坦。

163. 脑肿瘤引起的癫痫怎么办？

癫痫是脑肿瘤的常见症状之一，20%~40% 的脑肿瘤病人首发症状为癫痫发作，另有 20%~45% 的脑肿瘤病人在病程中会出现癫痫发作。总体上，脑肿瘤病人癫痫发生率 35%~70%。治疗方面最主要的是手术切除肿瘤。肿瘤引起的癫痫发作往往对抗癫痫药物治疗反应差，且副作用发生率高。推荐加巴喷丁、左乙拉西坦、奥卡西平、托吡酯、普瑞巴林、唑尼沙胺等新型抗癫痫药物。以减少副作用的发生，避免与肿瘤化疗药物之间互相削弱疗效。

164. 脑外伤引起的癫痫怎么办？

脑外伤是癫痫发生的重要危险因素之一，特别是对于青年人。脑外伤后癫痫约占所有癫痫病人的 5%。脑外伤后癫痫是指脑外伤一周以后仍反复出现癫痫发作。急性脑外伤之后 1 周内可以短期应用抗癫痫药物防止癫痫发作，但是不能真正阻止外伤后癫痫的发生。所以，急性脑外伤病人不推荐预防性应用抗癫痫药物。一旦发生外伤后癫痫，才推荐开始使用抗癫痫药物治疗。

165. 脑部感染引起的癫痫怎么办？

中枢神经系统感染（结核性脑膜脑炎、乙型脑炎、单纯疱疹病毒脑炎、脑型疟疾、脑囊虫病、艾滋病等）也是引起癫痫的主要病因。治疗原则以抗感染为主。抗癫痫治疗同其他症状性癫痫一样，药物的选择主要根据癫痫发作的类型，但需要兼顾抗癫痫药物和抗感染药物之间的相互作用。传统抗癫痫药物由于与抗感染药物之间的相互作用，在中枢神经系统感染（尤其是艾滋病）后癫痫中应用需谨慎。癫痫预后取决于病因、感染的部位及严重程度等。

166. 自身免疫性癫痫怎么治疗？

自身免疫性癫痫是近年来提出的概念。共同特征是血和（或）脑脊液中具有特异性抗神经元抗体，急性或亚急性出现的癫痫发作，癫痫发作为唯一表现或主要表现，特别是频繁（每日）癫痫发作，多灶性或变异性癫痫发作类型，抗癫痫药物往往难以控制癫痫发作。对皮质激素、丙种球蛋白、免疫抑制剂等免疫调节治疗通常反应良好。

167. 结节性硬化引起的癫痫怎么治疗？

结节性硬化是一种少见的全身多器官系统性疾病，病变可以累及神经系统、皮肤、眼、心、肺、骨、肾和胃肠等。对于结节性硬化导致的癫痫发作，总体上氨己烯酸效果最好，但是治疗效果个体差异很大，推荐个体化方案，药物的选择取决于癫痫发作的类型，婴儿痉挛可以选用皮质激素。对于药物难治性癫痫，可考虑手术切除致痫结节。化疗药物雷帕霉素和依维莫司可减少结节体积及癫痫发生频率，使很多病人避免手术治疗。

168. 月经不规律怎么办？

月经与很多的因素都是有关系的，比如说精神、情绪的刺激、外界的环境、天气的变化、饮食等。癫痫发作以及某些抗癫痫药物如卡马西平、丙戊酸等都会造成女性癫痫病人出现生殖内分泌功能异常，激素水平改变，丙戊酸可能和多囊卵巢综合征相关。因此，女性癫痫病人更容易出现月经不调或闭经。如果确定月经不正常是由于抗癫痫药物导致的，则需要调整抗癫痫药物。

169. 体重变化怎么办？

体重改变是抗癫痫药物常见的副作用之一，其影响不仅是一个美观问题，更是一个健康问题，多数抗癫痫药物包括丙戊酸、加巴喷丁、普瑞巴林、氨己烯酸、卡马西平等，常常导致体重增加，尤其是丙戊酸。而托吡酯和唑尼沙胺则可导致体重减轻。目前对于药物诱导的体重增加尚无有效的预防办法，主要是通过控制饮食、体育锻炼和行为调节来控制。抗癫痫药物的选择上要具体病人具体分析，如果病人是一个年轻女性，对体重的要求严格，不希望体重增加，就要避免使用丙戊酸这类药物。有些病人主动要求吃减肥的药，托吡酯这类药物就比较合适。

170. 是否加大药物剂量就能控制发作？

有些家属对于病人频繁的发作产生急躁情绪，自己加大药量，认为药量大了就能控制疾病。其实并不是这样，有些药过量后就会产生中毒反应，表现为异常疲乏或迟钝、步态不稳、视物成双、发音不清等症状。药物过量影响到肝肾功能，反而使药物不起作用，癫痫发作更加频繁。长期过量服药是很危险的，应该在医生的正确指导下用药。

171. 临时服抗癫痫药管用吗？

有的病人自认为能掌握发病的规律，平时不吃药，到感觉不舒服的时候再吃药。吃药有一顿没一顿，很不规律，这样的方法是很不正确的。因为抗癫痫药和止痛药不一样，不是临时起作用的，要靠抗癫痫药在血中保持一定的药物浓度才能有效，所以一定要按时服药，规律服药，即使长时间不发作也不要自己停药。

172. 什么时间吃药最合适？

一般情况下，具体服药的时间没有硬性规定，应根据具体药物和病人的经验与习惯而定。但每天服药的总量必须保证，也就是说如果一天应服药 200 毫克，则早晚各服 100 毫克。除了一些缓释片以外，尽量不要一天一次服药，这样会造成血药浓度分布不均。一天服药的次数太多也不容易坚持，以两次服药为宜。如对胃肠有刺激的药物最好在饭后服用，否则饭前饭后都可以。因为是长期服药，应注重养成病人良好的习惯，做到"到点服药""饭可以忘吃，药不可不吃"。尤其是儿童病人，做到按时、按量服药是非常不容易的事，家长需要付出极大的爱心和耐心。

173. 长期抗癫痫药治疗应注意哪些问题？

长期抗癫痫药治疗应注意以下问题：①所有的抗癫痫药物都有副作用，但许多人长时间服用并未发生副作用；②开始服用时可能会感到疲乏或轻度不适，这些副作用常常会随着身体对药物的逐渐适应而消失；③如果同时服用两种药物，药物之间可能出现相互作用，这会导致某种不适；④服药过多的表现为异常疲乏、步态不稳、视物成双、发音不清等；⑤如有皮疹、呕吐、极度不适或肝功能异常，应及时与医生取得联系；⑥每一种药物都有副作用，应向医生询问注意事项及出现后的处理方法等；⑦必须平衡疗效与副作用之间的关系，在医生的指导下试用几种不同的药物，以便找到最合适的药物。

174. 服抗癫痫药时可以同时吃其他药吗？

很多人怕抗癫痫药和别的药同时服用会起作用，感冒时就不敢吃感冒药，或者吃其他药时就停服抗癫痫药。一般情况下，抗癫痫药可以和其他药同时服用，不必有所顾虑。如果有特殊的情况可以向医生咨询，千万不可贸然停药。

175. 中药和西药可以同时吃吗?

病人和家属治病心切,往往看了西医又看中医,既服西药又服中药。这两种药可以同时吃吗? 一般来说,可以同时服用西药和中药,只应将服药的时间错开约一个小时即可。但现实发现有些所谓的"纯中药"做成药面、药片或胶囊,病人服用后经血液检测有西药的成分,有些含量还相当大。如果在西医大夫不知道的情况下,又重复给了这种西药,就会成倍的加大药量而造成中毒,给病人造成不必要的损害,这种情况是应该加以注意和避免的。

176. 有时偶然忘了服药怎么办?

长期抗癫痫治疗难免会有忘记服药的时候。如果当天忘记一次,则可以在下一次服药时补上。如果前一天忘记服药,第二天还是继续同前剂量服药,不要加倍服用。偶然一次忘记服药一般不会有什么影响,但经常忘记服药则会导致癫痫发作。

177. 什么叫血药浓度?

药物经各种不同途径进入人体后,透过各种生物膜进入,然后再经过血脑屏障进入脑组织,并在这里发挥作用。血药浓度的高低即可代表药物在脑内的浓度。血药浓度是指药物在血中的含量。它包括与蛋白结合(结合型)的药物及未与蛋白结合的(游离型)药物两部分。由于测血中游离型药物浓度比较复杂,目前所用的方法大多是测定血中总药物浓度。

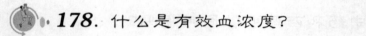

178. 什么是有效血浓度?

有效血浓度是指癫痫发作被完全控制而又无临床中毒症状时的血药浓度, 其范围是经统计学得出的群体指标。具体到每一个病人并不是说一定要达到有效血浓度, 治疗时的个体差异是很大的。在临床上能够控制发作的最小剂量就是我们的目标。但如果总是控制不满意, 就要借助血中浓度的测定来调整药物的用量。超过了有效血浓度并出现临床中毒症状时的血药浓度即为中毒血浓度。

179. 服用抗癫痫药物是不是都要查血中浓度?

血中浓度检查的目的是保证药物在血中能够达到有效的治疗浓度且不致产生中毒反应, 因为药物都是有一定的副作用。但也不是所有吃药的病人都要查血中药浓度, 苯妥英钠的有效浓度和中毒水平很接近, 应定期检查以免过量导致的毒性反应, 特别是和其他抗癫痫药物合并使用时应定期检查。其他抗癫痫药物小剂量即有显著疗效的就不需常规检查, 结合每一个病人的具体情况也不一定非要达到有效血浓度不可, 能够控制临床发作的最低浓度即是临床治疗的目的。

180. 怎样才能预防癫痫的发生?

对于癫痫来说, 最可靠的预防就是按时、按量地服用抗癫痫药物。一旦确诊了癫痫, 就要控制发作, 预防惊厥的再发, 越早治越好。因为发作的次数越多, 时间越长就意味着对原有癫痫灶的增强。有些癫痫病人和家属对抗癫痫药物副作用的顾虑似乎大于癫痫发作本身, 宁可发作几次也不愿意吃药。其实, 发作一次所造成的损害比药物副作用要大不知多少倍；另外，我们也要预防引起癫痫的原因和诱发因素，如头外伤、脑部感染、全身性炎症、孕期感染、近亲结婚、怀孕期间饮酒、吸烟、高热等。对于慢性的癫痫病人来说，除了要长期规律服用合适的抗癫痫药物外，同时要避免促发因素，如饮酒、疲劳、暴饮暴食、睡眠剥夺、精神压抑、感染疾病、受凉发热等。

181. 癫痫发作时需要采取什么急救措施？

因为癫痫发作是一过性的，通常的发作不超过 2~3 分钟而自动缓解。一般情况下，除癫痫连续状态需要紧急处理外，不需要叫急救车送医院抢救。在病人发作时，应注意保护病人不要摔伤、烫伤等。有些家属使劲掐病人人中或怕咬破舌头而将手指或筷子塞进病人嘴里，这都是不必要的，有时甚至会引起其他损害。在发作时也不要强行给病人灌药，这样会造成呛咳和窒息。可让病人平卧，松开衣领，头转向一侧，双手扳住病人的下颌以避免咬舌，家中有条件的也可给病人吸上氧气。另外，癫痫病人应避免在发作时有危险的工作，不要开车、游泳以免发生意外。

182. 为什么不发作了还要坚持服抗癫痫药？

癫痫分发作期和发作间歇期，发作期的异常表现我们可用肉眼看到，而发作间歇期虽然没有可以看得见的发作，但脑内仍有脑电的异常，在发作间歇期的脑电图上仍然可以记录到癫痫样的波。若不加以控制，癫痫灶的点燃极易引起复发。坚持服用抗癫痫药的作用就像扑灭一场火灾，必须要把可能存在的隐患都统统消灭，并观察确保不会有死灰复燃的情况下才能撤离。

183. 什么时候可以减药、停药?

有些病人和家属认为已经很长时间不犯病了,就自己减药、停药,结果又引起复发。因此,癫痫的用药一定要在医生的指导下进行,不要自作主张而造成不必要的反复。减药、停药前,医师会根据不同的病人及诊断来决定,一般的原则为:①至少 2～5 年或以上无临床发作;②脑电图恢复正常。减药、停药的过程应谨慎、缓慢,服用两种以上药物的情况下应一种一种减,并且撤掉一种药物之后,至少间隔 1 个月,如仍无发作,继续撤掉第二种药物。个别病人减药至完全停药甚至需要经历一年以上的时间。

184. 减药过程中或停药以后复发了怎么办?

少数病人在撤药过程中癫痫复发(约30%),通常发生在撤药头 3～6 个月内,因此,在撤药过程中需要密切观察,注意癫痫复发的可能性。一旦在撤药过程中出现发作,则需恢复到复发前的药物剂量,重新开始治疗。撤药过程中应保持心情舒畅,避免熬夜、饮酒、过度劳累等诱发因素。

185. 药物治疗是治标不治本,去不了根吗?

有人认为抗癫痫药物治疗只是拿药顶着,不能解决根本问题,因而丧失信心,对服药认为可有可无,这种看法是错误的。因为,相当一部分癫痫是和年龄密切相关的,在一定的时间内坚持服用抗癫痫药物,避免了发作给大脑和身体带来的损伤是非常有意义的。等脑内的癫痫源消失后再逐渐地减药、停药就可以帮助病人渡过难关。即便是难治性癫痫通过规范的治疗也能不同程度地缓解病情,使发作减少、减轻。有些病人和家属急于寻找根治的办法，到处求医问药而上当受骗的例子也不少。癫痫的治疗是一个长期的过程，需要有充分的耐心和信心，不能因为偶尔又犯了一次就急躁起来。

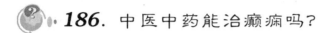 *186.* 中医中药能治癫痫吗？

我国中医中药辨证治疗癫痫可谓源远流长，应当发扬光大。中医治疗癫痫多以化痰熄风、清心泻火、活血化瘀、舒筋活络、镇静安神、通窍定痫、扶正固本、调和营卫为准则。其方剂、中成药对某些癫痫确有疗效。但由于研究手段、纯化工艺等多方面原因，很多中草药还不能充分发挥其抗癫痫的作用，疗效有待研究与开发。中西医结合治疗癫痫应是方向，但如何以西药为主、中药为辅的简单混合变成理论和实践的真正结合，尚任重而道远。目前，在中药里盲目添加西药的做法应加以反对。因为这样不利于中药的研制和开发，同时给西药的治疗制造了混乱，有些重复用药会导致中毒的情况出现。

187. 气功能治癫痫吗？

气功治病的方式源远流长，近年来风靡全国，并远传国外，气功对一些慢性病如神经官能症等确有疗效。因气功讲究动静结合，通过意念影响人的精神活动和情绪状态从而达到调节生理功能的作用。意念上的入静和情绪上的放松，不但可以减轻疾病痛苦的主观感觉，而且也能调动和加强人体内部的免疫功能和抗病能力，因而有利于疾病的康复。从这一角度上说，气功有利于治病。但对于癫痫来说，还未见到有用气功治愈的先例，在这一方面药物治疗还是主要的。当然可以适当地辅以有益于身心健康的活动，不一定非要花时间去学气功不可。

188. 抗癫痫新药是特效药吗?

有些病人听说有了抗癫痫新药,就千方百计地寻找,认为只要吃了就能好,实际上并不是这样。自从 20 世纪 70 年代以来,国内外陆续有多种新药上市,与传统抗癫痫药物比较,优势在于副作用较小,但这些新药价格较贵,且不是"万灵药",抗癫痫作用与传统抗癫痫药物无明显差别,一般情况下不作为首选药物,而且必须在有经验的医生指导下使用,不恰当的用药有时也会引起严重的后果。

189. 癫痫病人需要补脑子吗?

有些病人和家长认为癫痫发作伤脑子,孩子智力低下,千方百计地找补药,对凡是带"补"字样的药物,不论是否有用,统统买下长期服用。西医认为,抗癫痫要对症治疗,一般不需要同时服用别的药物。小儿有时给予服用维生素 B_6 是有道理的,因为维生素 B_6 是中枢抑制性神经递质的辅酶,能加强抗癫痫的作用。其他一些药物,如 γ-氨酪酸、脑复康等从理论上有助于改善大脑的功能,对颅脑外伤性癫痫病人可能有一定的好处。千万不要过分相信补药和所谓"健脑药",滥用药物不但造成钱财的浪费,而且还增加了肝脏代谢负担,弊多利少。滥用补药还会造成如性早熟、过敏、中毒等不良后果。有时还会贻误病情。因此,凡是用药都应在医生的指导下进行。

190. 生酮饮食能治疗癫痫吗?

生酮饮食疗法是一种古老的治疗方法,自古以来,不少医书上记载用食物疗法治疗癫痫。有人发现饥饿可使癫痫发作减少,这是因为饥饿的时候体内会产生大量的酮体,因而设计了一种能够产生酮体的

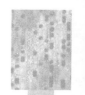

饮食，对一些特发性癫痫、肌阵挛、婴儿痉挛等有效，对 50%～80% 的儿童难治性癫痫有效。其缺点是这种饮食比较麻烦，又相对昂贵，对病人本人及家属来说都是一个挑战，因此很多医生不愿意推荐生酮饮食疗法。

191. 激素能治疗癫痫吗?

一般情况下激素不但不能治癫痫，反而会加重癫痫发作。但有几种特定的癫痫综合征，如婴儿痉挛，激素治疗有非常明显的效果。婴儿痉挛是发生在一岁以内小儿的一种特殊的综合征，临床表现为点头发作，脑电图为高度失律。及时地应用激素，如促肾上腺皮质激素（ACTH）可以缓解病情。另外还有一种癫痫，叫获得性癫痫性失语，应用激素对语言功能的恢复也有帮助，但激素的治疗必须在医生的指导下进行。

192. 免疫球蛋白能治疗癫痫吗?

曾经有研究表明癫痫病人存在着免疫功能异常，因此有人主张用大剂量的免疫球蛋白治疗癫痫。丙种球蛋白含有免疫球蛋白 G（IgG），不但参与体液免疫，也参与细胞免疫反应。同时具备免疫增强和抑制两方面功能，能控制多种超敏反应，有抑制自身免疫疾病的作用。当然，若将其视为灵丹妙药，滥加应用，则非但无益，反而有害。有研究表明：免疫球蛋白对婴儿痉挛在合理选用抗癫痫药物的基础上，使用免疫球蛋白连续肌内注射，对症状的缓解可能有一定的帮助。到目前为止，其疗效仍不肯定，有待于进一步观察。

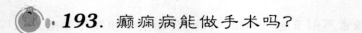

外科治疗

193. 癫痫病能做手术吗？

病人和家属急于想很快地根治这种病，经常向医生提出做手术的要求。癫痫病能够通过手术治疗而达到根治的目的吗？回答是可能的，但癫痫的手术应该是非常慎重的，主要针对药物难治性癫痫病人，并不是所有的癫痫病人都能通过手术而治愈的。

194. 癫痫的病灶切除手术需要什么条件？

癫痫的病灶切除手术必须有特定的条件：①癫痫病灶必须十分的明确；②要切除的病灶应该是非常局限的；③切除这个病灶后不会留下严重的脑功能障碍；④只有药物治疗确实无效的病人才考虑手术，因为手术毕竟有一定的风险。效果比较理想的是部分性癫痫。全面性癫痫也有一些其他的手术方法，但效果不尽如人意。

195. 哪些癫痫病人需要外科手术治疗？

有些病人并没有经过正规系统的抗癫痫治疗，只是不愿意长期服药而来寻求手术根治，这部分病人对手术治疗的适应证和风险并不了解。只有病人和家属对手术的风险有充分的理解和配合，满足下列的情况才可以考虑手术治疗：①至少经过两年以上和至少两种适合的药

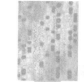

物正规治疗仍不能控制发作者；②有明确致痫病变如肿瘤、血管畸形、皮质发育异常等；③特殊的癫痫综合征如 Rasmussen 脑炎等。

196. 哪些癫痫病人不适合行外科手术治疗？

癫痫病人是否适合外科手术治疗，既要考虑病人的全身情况，又要考虑具体的癫痫特殊性。禁忌证也并非绝对，随着医学科学的进展，能够进行手术治疗的领域也在不断拓展。一般来讲，以下情况不提倡手术：①具有潜在的变性疾病或者代谢疾病；②合并有突出并且严重的全身性疾病者；③合并有严重精神障碍、严重的认知功能障碍者不适合手术治疗；④由于身体营养状况不能耐受手术者等。

197. 癫痫手术成功的关键是什么？

癫痫手术成功的关键在于恰当的掌握手术适应证，术前癫痫源的精准定位。比起手术本身来说，癫痫病灶的精确定位更为重要。第一例癫痫局部皮层切除术距今已有一百多年的历史了，但直至最近的30~40年癫痫的外科手术治疗才有了长足的进展。这主要是因为脑电图和神经影像学技术的飞速发展，使得人们对癫痫病灶的定位能力大大提高了。录像脑电图同步监测系统、颅内电极的应用，特别是立体定向脑电图可以准确地记录发作类型和癫痫灶的起源，磁共振、SPECT（单光子断层扫描）和 PET（正电子断层扫描）可敏感地发现脑局部结构、血流及代谢的异常。这些技术的相辅相成，实现术前癫痫灶的准确定位尤为重要。

198. CT、磁共振看到的病灶是否就是癫痫灶?

很多人认为在 CT、MRI（磁共振）上看到的病灶就是癫痫灶，切除了这个病灶就能达到根治的目的，其实并不完全如此。在一部分病人中二者是一致的，但在很多情况下并不一致，看到的病灶在左侧而实际的癫痫灶在右侧。大多数病人的放电病灶是看不见摸不着的，只有脑电图能给我们提供线索，特别是发作时的脑电图监测可能显示真正的病灶起源。

199. 癫痫外科手术治疗有哪些种类?

癫痫的手术方式分为切除性手术、功能性手术和其他手术方式。其中开展最多、最成熟的是切除性手术，包括皮层切除术（前颞叶切除术、选择性海马-杏仁核切除术、新皮质切除术、多脑叶切除术）、大脑半球切除术（解剖性半球切除术、功能性半球切除术、大脑半球去皮质术、大脑半球切开术）。功能性手术也称姑息性手术，包括胼胝体切开术、多处软膜下横行纤维离断术、低功率电凝热灼术、神经调控手术（迷走神经刺激术、慢性小脑刺激术、深部核团刺激术等）。其他的手术方式包括立体定向放射外科技术（γ-刀，X-刀）、脑立体定向毁损术等。

200. γ-刀，X-刀治疗癫痫是否优越?

随着科学技术的发展，近来有一些不需开颅的手术方法，如 γ-刀，X-刀等在许多医院广泛地应用，这迎合了某些病人对开颅手术有顾虑的心理。但需要强调的是这些方法虽然不需开颅，但本质上和手术一样，对脑组织来说仍是破坏性的。如果没有正确的定位，射线进去破坏的不是真正的病灶而是正常脑组织，结果不但治不了癫痫，还会对大脑造成不必要的损伤。但如果应用得当，确能给病人带来福音，特别是对一些脑深部病变、开颅手术困难的病例。

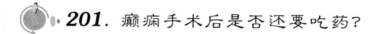

201. 癫痫手术后是否还要吃药？

癫痫病灶切除以后还要坚持服一段时间药，一般掌握是在两年左右。虽然病灶切除了，有可能还会残留一点病灶组织，手术的部位也有可能形成新的癫痫病灶，术后服用抗癫痫药物的价值在于控制可能残余的致痫区、防治有发作潜能的皮质（如刺激区）发展为新的致痫区和防治手术瘢痕形成的致痫区，彻底将癫痫治愈而不留任何后患。接受手术的病人绝大多数是服药多年的病人，试想十几年都挺过来了，何不再坚持两年呢？两年后如不再犯就可以逐渐减药、停药，最后达到痊愈的目的。

202. 癫痫手术以后如何护理？

癫痫手术治疗之后，需要保持手术切口清洁干燥，一般于拆线后1个月才可以洗头。如果过早洗头，伤口接触到水，容易感染。手术之后，要防止头外伤，尤其是在手术骨瓣还没有与周围颅骨完全愈合之前，一定要防止手术区域受外力打击。术后要依据自身身体恢复情况合理运动，坚持锻炼，逐渐恢复体力。此外，还要适当参加社会活动，保持乐观向上的情绪。

203. 不愿意做开颅手术怎么办？

开颅实施癫痫灶切除性手术是开展最多也是最成熟的癫痫外科手术。如果致痫区和功能区定位明确，且致痫区比较局限、位于重要功能区之外，手术目的是达到临床发作的完全缓解，在目前的技术条件下必须行开颅手术。对于致痫区位于脑重要功能区或致痫区呈弥漫性或者多灶性，手术目的在于减少或者减轻发作，但可能并不能完全缓解发作，不能开颅或不愿意开颅的病人，如果左侧迷走神经发育健全，可以选择迷走神经刺激术。手术操作相对简单、损伤轻微。

204. 开颅手术出现手术并发症怎么办？

癫痫手术本身造成的并发症少见，切除性手术5%左右的病例可出现手术后神经功能缺陷，包括记忆力下降、颅神经麻痹、不易被病人觉察的视野缺损等情况，但绝大多数症状是暂时的。另外，手术后也有可能出现偏瘫、颅内感染以及颅内血肿等较严重的并发症，但比较少见。万一出现术后偏瘫、言语障碍等严重并发症，也不要自暴自弃，只要保持良好的心态，坚持康复治疗，都会有不同程度的改善甚至完全康复。目前市面上的一些所谓治疗偏瘫、语言障碍的药物，均无确切的疗效，吃不吃都无所谓。改善记忆的药物可以尝试。

205. 迷走神经刺激术术后不适怎么办？

与开颅手术相比，迷走神经刺激术相对是比较安全的，副作用较轻的。而且经迷走神经对脑部的刺激，有些病人会出现心情、清醒度及记忆力获得改善的效果。术后短期内可能出现声音嘶哑、咽痛、咳嗽、气短、恶心等并发症，调整刺激强度后症状会改善或消失。长期使用此术的病人可能会出现心律不齐。术后应避免短波、微波或治疗超音波之电疗，以免对迷走神经刺激器造成干扰。

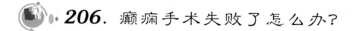

206. 癫痫手术失败了怎么办？

首先，在目前的技术条件下，尚不能达到所有接受癫痫手术的病人均能达到完全缓解。病人及其家属在接受手术之前对手术的风险要有足够的认识和理解。对于手术失败的病人，可以通过调整抗癫痫药物达到改善或完全控制。5.2%～13.7%的病人可以再次手术，相对于初次手术而言，再次手术可以是初次手术的延续，可以是其他的新手术方法，也可以是几种手术方法的联合。再次手术的术前评估相对更加严密、谨慎。

结　　婚

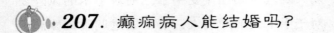

207. 癫痫病人能结婚吗？

除非男女双方均为癫痫病人（其所生子女癫痫的危险性为 2%～44%）。一般的癫痫病人在发作间期与正常人一样，不但能正常地工作和学习，还能结婚及生孩子，问题是在怀孕前后如何采取措施保证母子的安全。癫痫病人结婚后仍要长期坚持服药，保持规律而健康的生活，取得配偶对自己的理解和帮助，性生活适度。女性病人如仍有发作最好暂时不要怀孕生孩子，积极地与专科医生配合治疗以控制癫痫发作，待到病情稳定，药量减少到安全剂量时，在医生的指导下生儿育女。

208. 癫痫是一种遗传病吗？

很多人认为癫痫是先天遗传的，是一种不治之症，其实这种观点是错误的。癫痫有很多不同的类型，大部分癫痫是症状性的，也就是后天获得性的。一部分癫痫的确有遗传倾向，但遗传性并不十分肯定。从临床上来说，有遗传倾向的癫痫（如父母幼时有高热惊厥或抽搐史）一般比较容易治愈并有较好的预后。相反，后天获得性的癫痫，如外伤、脑炎后遗症所致的癫痫，有些病人则相当顽固。先天遗传代谢性疾病导致的癫痫，如结节性硬化、苯丙酮尿症是很少见的疾病，一般预后不良。

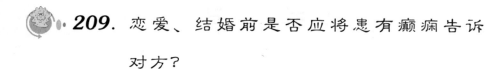

209. 恋爱、结婚前是否应将患有癫痫告诉对方？

　　许多婚恋期的病人都有类似的苦恼，即是不是把病情真实地告诉对方？因为目前社会上对于癫痫还缺乏认识，以为癫痫是一种非常可怕的病，可能一辈子也治不好，在对方面前发作更是一件非常尴尬的事。因为有病，很多病人背上了沉重的思想包袱，说也不是，不说也不是，婚恋问题长期得不到解决。因为婚姻是人生的一件大事，是要寻找终身的伴侣，应该告诉对方并取得理解。使对方了解到癫痫是可以治疗和治愈的疾病，癫痫控制后可以和正常人一样地生活、工作、学习，必要时男女双方可以一同到专科医生那里去寻求帮助。随着科学知识的普及和教育水平的提高，会有越来越多的人同情、理解和帮助癫痫病人。

生　育

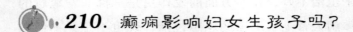

210. 癫痫影响妇女生孩子吗？

影响胎儿的因素主要有两个：一个是癫痫发作本身；另一个是抗癫痫药物。这是患有癫痫的女性想要怀孕生孩子时必须考虑的问题。有些患癫痫的母亲只考虑吃药对孩子不好，而盲目减药、停药，导致频繁的癫痫大发作，反而对胎儿造成了更大的伤害。药物的副作用固然存在，但在医师的指导之下，可以通过调整药物的种类和剂量而尽量避免抗癫痫药物的致畸。

211. 癫痫妇女要想生孩子该怎么办？

正确的方法是及时看癫痫的专科医生，早期进行咨询，在没有发作或很少发作的前提下尽量减少抗癫痫药物的用量或调整为致畸风险小的药物。一般认为胚胎发育早期的 3～8 周最为重要，缺氧和药物可能对胚胎造成损害。尤其是癫痫大发作可能造成胎儿的缺氧，危害极为严重。因此，妊娠早期如有癫痫大发作的孕妇应考虑终止妊娠。非惊厥性的发作一般危害不大。大部分妊娠早期的癫痫大发作均是由于病人擅自减药、停药所致。另外，对胎儿的影响主要来自母亲，有癫痫病的父亲一般不必有所顾虑。

212. 抗癫痫药物会不会影响胎儿？

服用抗癫痫药物的妇女所生婴儿发生各种畸形的危险性（4%～8%）高于正常人群2～3倍。各种抗癫痫药物对胎儿的影响也不尽相同，一般认为苯妥英钠、鲁米那、丙戊酸类药物有较高的致畸率，卡马西平等也有一定的致畸性，新型抗癫痫药物中拉莫三嗪、左乙拉西坦、奥卡西平致畸风险较小。另外还与服用药物的种类和剂量有关，服用药物的种类越多，剂量越大，其危险性越高。

213. 癫痫妇女在怀孕中发作会不会加重？

在怀孕过程中由于内分泌及代谢的变化，有14%～32%的病人癫痫发作可能加重，3%～24%的病人反而发作减少，大部分病人（54%～80%）在妊娠期发作无变化。总之，妊娠对于癫痫妇女来说是一件可能带来变化的事，必须认真对待。怀孕前后都应找专科医生咨询，定期随诊。

214. 癫痫妇女在妊娠期应注意些什么？

服药中的癫痫妇女在怀孕前应在专科医生的指导下做好计划。在妊娠前半年就应将癫痫发作次数控制到最少，药物尽量由多剂减到单剂，维持能够控制癫痫发作的最低剂量。整个妊娠期要定期随诊，定期测定药物血中浓度，定期产前检查，包括B超检查。妊娠期的癫痫妇女应常规服用叶酸及多种维生素，防止药物致畸作用和分娩时可能出现的出血倾向。只要做好以上准备工作，90%以上的癫痫妇女是能够正常怀孕及分娩的，所生的宝宝也是健康的。

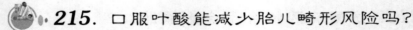

215. 口服叶酸能减少胎儿畸形风险吗?

孕期服用丙戊酸的女性病人,服用叶酸不减少胎儿畸形风险。尽管在服用其他抗癫痫药物者证据尚不充分,但是怀孕前后补充叶酸已经被普遍推荐以减少胎儿先天畸形的风险。目前没有足够的资料明确需要补充的叶酸具体剂量以及是否大剂量叶酸能提供更多的保护。常用剂量是每天 1 片(剂型有 0.4 毫克或 0.5 毫克),孕前后各服用 3 个月。

216. 癫痫孕妇分娩时需要注意什么?

大部分癫痫孕妇都能正常分娩,因此不必过于担心。但是疼痛、压力、睡眠不足、过度换气等因素都增加了分娩期发作的危险。因此建议癫痫产妇最好在有癫痫诊疗经验和设备的医院产科分娩,分娩过程中尽量避免各种发作诱发因素,分娩过程中及分娩后应该按时、按量服用抗癫痫药,如果不能及时口服抗癫痫药,应该通过其他途径给予足量抗癫痫药。

217. 如何预防新生儿颅内出血?

服用抗癫痫药物的女性癫痫病人所生的孩子都应该在出生后肌内注射维生素 K 1 毫克/千克,以预防新生儿颅内出血。如果有其他出血性疾病的危险因素(如孕母患肝病、预期早产儿等),孕妇应该在妊娠的最后一个月每天口服维生素 K 10 毫克。

218. 癫痫妇女产后怎么护理？

在月子期间，产妇由于体内激素水平变化，心情也会随之不稳定。因此家人一定不要因为有了孩子而忽略了新妈妈的情况，应该耐心给癫痫病新妈妈做心理疏导的工作，鼓励她一定要保持乐观的情绪，帮助其消除担心、害怕癫痫发作的心理，要想方设法让产妇拥有一种安定感，避免造成产后抑郁症的出现。要尽量保证新妈妈有充足的睡眠，不要过度劳累或着凉。家属要督促新妈妈按时服药，如果需要停药或改用其他药物，应该去医院向专科医生咨询，切忌自行突然停药以免诱发癫痫发作。产后家人应严密看护产妇，防止癫痫发作发生相关意外，碰到癫痫发作，家人切勿惊慌，先将婴儿抱开，再保护母亲的安全；如果出现癫痫发作，及时看医生调整抗癫痫药物治疗。

219. 癫痫的妇女能给孩子喂奶吗？

许多病人担心服用抗癫痫药物时，乳汁中含有抗癫痫药物影响婴儿的生长发育。不同药物在乳汁中的含量和浓度是不一样的，蛋白结合率高的药物如丙戊酸、苯巴比妥、卡马西平、苯妥英钠等在乳汁中的含量极低，可以忽略不计。如果母亲仅是单一、小量地服药将不会有问题，可以给孩子喂奶。大多数哺乳是安全的，极少数情况下可出现新生儿镇静、瞌睡及呕吐等不良反应，如有不良反应产生，可减少母乳喂养。癫痫的妇女如果服用多种较大量的抗癫痫药物，宝宝吃了就有可能产生药物的副作用，最好在分娩前向专科医生咨询，决定是否哺乳。

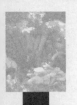

 220. 月经期癫痫加重怎么办？

　　许多生育期女病人在经期前或经期中癫痫发作次数增加或程度加重，少数仅在经期前或经期中癫痫发作，称为月经性癫痫。治疗上，抗癫痫药物的选择原则同非月经性癫痫。在服药的同时，应记录发作次数与月经周期的关系。如果控制不佳，在换药或考虑其他治疗方案前，可以在发作次数增加前两天适当加用苯二氮䓬类药物或者将每日抗癫痫药物剂量增加 1/4～1/3 （苯妥英钠除外），度过发作频率增加期以后再恢复常规量。对于仅在围月经期癫痫发作次数增加的病人，也可在月经第 14～第 28 天服用孕酮含片，或者月经期（月经来临前 7 至 3 天开始至月经第 1 天）服用乙酰唑胺。

221. 需要避孕应注意什么？

　　青春期的年轻女孩子们做好避孕非常重要，否则既影响自己的健康，又可能影响癫痫的治疗。一般情况下鼓励采用工具避孕比较好，这样与抗癫痫药物之间互相不影响，避免了雌激素类避孕药可能加重癫痫发作的风险。如果实在没有办法也可以选择口服避孕药物，但最好不要选用有肝酶诱导作用的抗癫痫药物。尽量选用对口服避孕药无影响的抗癫痫药物，包括丙戊酸、加巴喷丁、左乙拉西坦、苯二氮䓬类、唑尼沙胺、普瑞巴林等。

老　　人

222. 老年人会得癫痫吗？

癫痫病并不仅仅见于儿童及成人，老年人也会得癫痫病，而且并不少见。随着人口老龄化，老年人中癫痫的发病率和患病率呈升高的趋势，成为继脑血管病、痴呆之后的第三大神经系统疾病。老年人癫痫之所以多发，是由于老年人常患的疾病如脑卒中、脑肿瘤、老年痴呆、脑外伤、颅内感染等，均可引发癫痫。

223. 老年人癫痫的诊断需要注意什么？

老年人智力、记忆力水平有不同程度下降、更易于并发多种疾病，且常独自居住，自述病史未必可靠。通常仅是被发现躺在地板上。家人应留心对癫痫诊断有帮助的重要线索：外伤尤其是舌咬伤、尿失禁、意识障碍、肢体的一过性瘫痪（Todd 瘫痪）等。由于老年人癫痫几乎为继发癫痫，所以寻找病因至关重要，其常见原因为脑血管病、脑肿瘤、脑外伤，颅脑 CT、磁共振等对发现这些病因有很大帮助。糖尿病所致者除糖尿病临床表现外，空腹血糖，糖耐量试验对诊断均有帮助。对于颅内感染，除影像学检查外，血及脑脊液的相关病原学检查有很大意义。老年病人更易于并发多种疾病，应该根据情况进行其他系统性检查，以利于鉴别诊断和病因诊断。如血常规和生化检查、甲状腺和甲状旁腺功能检查、睡眠多导监测、直立性血压测量、心脏超声、颈动脉和椎动脉超声检查等。

224. 老年人癫痫发作有哪些特点？

由于老年人癫痫多为继发性，所以老年癫痫的临床发作形式以部分性发作为主，约占 65%，包括单纯部分性发作和复杂部分性发作，全面性强直-阵挛发作约占 25%，10% ~ 30% 的病人出现癫痫持续状态，甚至以持续状态为首发症状。老年癫痫的发生与病灶的大小及疾病的严重程度不一定呈平行关系，而与病灶发生的部位有关，以额叶、顶叶、颞叶发生率最高。老年癫痫发作后矇眬状态可以持续很长时间，发作后一过性瘫痪（Todd 瘫痪）也比较多见，尤其容易发生在卒中后癫痫的病人，容易与再次卒中相混淆。

225. 癫痫会不会造成老年痴呆？

老年癫痫病人的体质本身就比较虚弱，相比年轻人，癫痫发作更容易造成老年癫痫病人不可逆转的伤害。长期反复的癫痫发作造成脑部伤害，会引起记忆障碍、智力下降、性格改变，一些病史较长的老年癫痫病人常出现行为怪异、少言寡语、性格孤僻、易冲动暴怒、多疑等。此外，某些抗癫痫药物也会导致认知功能下降。尽管如此，一旦控制癫痫发作，调整好适当的抗癫痫药物。这种癫痫发作以及抗癫痫药物相关的认知功能障碍会停止进展并且有不同程度的改善，而不会像老年痴呆一样逐渐进展。

226. 癫痫对老年人寿命有影响吗？

一些老年人癫痫发作有时很突然，易造成意外伤害，发作时摔倒很容易导致骨折，进而整个人"崩溃"。个别老年人癫痫可出现癫痫持续状态，危及生命。对于那些有心脑血管疾病基础的病人，癫痫发作可诱发或加重脑中风、冠心病、心绞痛、心肌梗死以及严重心脏病功能损伤。因此，老人患有癫痫病还是需要高度重视的，为了让每一位老年癫痫病人都能安心的度过晚年，建议病人的儿女们能及时带老人去正规的医院查明病因，积极采取治疗，以帮助老人早日摆脱癫痫困扰，重获健康幸福生活。

227. 老年人服用抗癫痫药物有哪些注意事项？

老年癫痫病人体内抗癫痫药物蛋白结合率减少、药物分布容积减少，同时肝脏、肾脏药物清除率降低、肝脏的降解能力下降，容易出现药物过量。老年人对药物不良反应更敏感，老年人服用抗癫痫药物不良反应的发生率是年轻人的 2~3 倍。老年人由于记忆力、认知功能减退、缺乏照顾等原因容易导致漏服、错服抗癫痫药物，而且往往也不能及时发觉药物不良反应。因此针对老年癫痫病人，需要家人付出更多的精力与爱心。

228. 老年人癫痫应该如何选择抗癫痫药物？

老年癫痫病人抗癫痫药治疗的目的和基本原则与年轻人一致，但应该特别注意以下几点：①充分考虑老年人生理变化对药效学和药代动力学的影响，选择合适的药物和剂量，加强必要的血药浓度监测；②首选单一药物治疗，从低剂量给药，逐渐加量，减少不良反应；③系统性考虑病人服用的治疗其他疾病的药物与抗癫痫药物的相互作用以及多种抗癫痫药物联合应用之间的相互作用，尽量选择不具有肝酶诱导作用的新型抗癫痫药物。

229. 老年人癫痫能做手术吗？

　　患有癫痫的老年人，因为合并症多，手术风险大，常常不被考虑做癫痫手术。近年来研究证明老年颞叶癫痫病人，手术疗效和并发症与年轻人无明显差别。术后记忆力和智力没有明显减退。因此对于药物难治性老年癫痫病人，应同年轻人一样进行手术评估。

生　　活

230. 癫痫病人平时应注意些什么？

癫痫病人平时除要按时按量服药外，还应保持规律的生活，避免熬夜、饮酒或服用可能导致兴奋的饮品，如咖啡、浓茶等。避免驾车、登高、游泳等，以免癫痫发作时导致意外伤害。还应避免着急、生气，保持稳定而乐观的情绪，保持正常的生活和工作，不要因为得了癫痫就自暴自弃。

231. 儿童癫痫病人平时饮食应注意些什么？

癫痫患儿的饮食可以和正常孩子一样，没有什么特殊要求，但一般情况下要注意饮食不要过量。有些患儿经过服药，病情已控制得很好，长时间没有发作，但过年过节或过生日时，胡乱大吃一通，结果引起癫痫发作。这里讲不要让孩子过食，并不是说吃越少越好，平时还是应该让孩子吃饱。饮水过多也是一个诱发因素，一般的饮水量不会引起发作。食物不要太咸，吃盐太多喝水就多，以致诱发癫痫的发作。癫痫的儿童不需要服用特殊营养药物，只要不挑食，正常的饮食就可以了。有人说癫痫不能吃牛羊肉、不能吃海鲜等发物，这种说法是毫无科学依据的。

 232. 癫痫的儿童能看电视吗？

有人说看电视会引起癫痫发作，所以就不让孩子看。确实有一种癫痫即光敏性癫痫容易被电视的闪光所诱发，一般表现为肌阵挛，重时可有癫痫大发作。日本曾经拍了一部儿童动画片，其中有大量激烈的声光镜头，引起了很多看电视儿童的不适症状，遭到全国的批评。其原因之一可能就是通过光敏机制激发了一些孩子的肌阵挛发作。但大部分癫痫发作都和电视无关，这部分癫痫儿童可以和正常孩子一样地看电视。但应该注意的是要生活规律，避免熬夜，而长时间看电视所致的疲劳倒是可以成为癫痫发作的诱发因素。

233. 癫痫病人能打电子游戏吗？

电子游戏的声、光、色彩和生动形象、变化多端的内容，确有增强儿童大脑反应能力、启发智力的作用。但是，为了保护孩子的视力和其他方面的健康，玩电子游戏的时间不能过长，眼睛不能距离荧光屏太近，更不能上瘾。有些癫痫儿童在长时间玩电子游戏后会诱发癫痫发作，尤其是具有光敏感性癫痫的患儿。如果曾经被闪光刺激诱发癫痫发作或者有过打电子游戏时癫痫发作的情况，就要避免玩电子游戏了。

234. 打手机能诱发癫痫吗？

生活中癫痫的诱因有很多，随着社会的发展，人们生活水平的提高，在原有癫痫的诱因中，又加入了一些新的原因，手机就是其中之一。使用手机通话时间长也能引起癫痫发作。因为手机在使用的过程中会发出电磁波，手机使用者在大脑周围产生的电磁波是空间电磁波的 4~6 倍，少数劣质手机产生的电磁波超过空间电磁波百倍，如果通话时间过长，其产生的电磁波，就有可能会引起脑细胞异常过度放电，进而诱发癫痫发作。因此，癫痫病人尽量避免使用手机长时间通话。

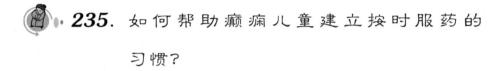

235. 如何帮助癫痫儿童建立按时服药的习惯？

习惯不是与生俱来的，需要一点一滴地培养，按时服药是癫痫治疗成败的关键。如不养成习惯，一般成人也是很难坚持规律服药的。首先需告知患儿服药的重要性，也可形象地告诉患儿，药能给脑细胞穿上一层外衣，能够预防电爆发，并能保护大脑不受损伤，规律服药的目的就是使这层外衣的作用稳定、持久。万一漏服一次药，可能时尽量及早补一次，因为常用的抗癫痫药一般都是通过稳定的血药浓度起作用的，漏服一次可使血浓度产生波动，就有可能引起癫痫发作。若想完全彻底地控制住癫痫不复发，就必须规律服药。没有医嘱千万不要改动，如同吃饭一样，天天如此。这样，对患儿把道理讲通了，再适当督促、检查，天长日久，就形成了好习惯。

236. 如何帮助孩子建立良好的生活秩序？

癫痫能造成身体、社会、心理、语言和行为等方面的损害，因而不可逆地改变着一个人的生活质量和竞争能力，因此帮助孩子建立良好的生活秩序是十分必要的。首先要尽量让孩子上普通的小学和中学，让孩子与正常同龄儿一起学习、生活是有益的。另外，要让孩子参加正常的运动，包括上操、上体育课、参加郊游等，只要是医生认可的都要尽量参加。良好的生活秩序还包括衣食住行及各种日常活动，一般对癫痫患儿的饮食没有什么特殊的要求，应与正常各年龄组儿童一样。千万不要暴饮暴食，要保证充足的睡眠。

237. 癫痫患儿能打预防针吗？

婴幼儿时期的癫痫患儿只要发作不频繁，一般可以按时进行传染病的预防接种，必要时可先试小量，无不良反应时则用一般量。有些疫苗可诱发癫痫发作，应该注意，如流脑疫苗、乙脑疫苗、麻疹疫苗等均可诱发癫痫发作，每种疫苗说明书均有说明，如果特殊写明有癫痫的患儿不能打，也可以不打。

238. 癫痫影响儿童的智力吗？

大多数癫痫病人的智力与正常人一样，只有少数病人低于正常人。影响癫痫病人智力的因素很多，首先与癫痫的病因有关，有些癫痫合并大脑发育不良，还有一些是属于先天性代谢异常疾病，常常合并有智力低下。不同类型癫痫对智力的影响也不同，特发性癫痫如失神癫痫、儿童良性部分性癫痫往往对智力没有什么影响。婴儿痉挛这种类型的癫痫90%以上有智力障碍。发作的频率对智力也有一定的影响，发作越频繁，智力低下的发生率越大。发病年龄和智力发育也有密切关系，发病年龄越小，对智力的影响越大。大量长期服用抗癫痫药物，其副作用可能影响病人的智力，但正确合理的抗癫痫治疗对智力的影响并不大。小儿癫痫经过治疗后，如果发作很快得到控制或减轻，智力的发育也能得到改善。

239. 患癫痫的儿童能上学吗？

一个患癫痫的孩子应当尽量参加正常儿童的活动，这样可以减少自卑感，避免形成孤独性格。除非癫痫发作特别频繁，一般情况下应允许患儿上学。学习、思考、记忆等不会诱发癫痫的发作。有些家长因为孩子得了癫痫，就不让他（她）上学，不让和别的孩子玩，不让参加任何活动，这样是不正确的。患癫痫的孩子不仅可以参加学习，而且可以参加学校组织的各种活动，像春游、参观及课外文娱活动。但学习不宜过于紧张，每天应保证充足的睡眠。

 ## 240. 患癫痫的儿童能参加体育活动吗？

上学后能不能参加体育活动，也是家长非常关心的一个问题，因为癫痫的发作来得很突然，如果在运动过程中发作怕引起危险。其实只要发作不太频繁，就可以参加体育活动。积极的体育锻炼还可以减少发作的机会。至于参加哪种体育活动，可根据孩子的年龄特点及兴趣选择，年龄小的孩子可以参加各种游戏、跑步、拍球等，大孩子可以参加体操（有高度设备的除外）、跳绳及各种球类活动。如果有成人在旁监护，还可以参加游泳。假如癫痫发作没有得到控制，发作仍然频繁，则最好不要参加危险的运动，如攀岩、速降滑雪、荡秋千、骑自行车等。癫痫的孩子虽然可以参加运动，但要注意休息，运动不要过量。

241. 癫痫病人能不能开车？

癫痫病人不能开车，因为癫痫的发作是不可预测的，随时随地可能发生。癫痫发作时的意识障碍和全身抽搐可造成机动车失控而造成车毁人亡的惨剧，不但给个人和家庭造成不必要的损失，也给别人的生命财产安全带来威胁。有人抱有侥幸心理，认为开车时不一定犯病，但一旦出事将造成不可挽回的后果。即使不发作，长期服用抗癫痫药物也是对驾驶不利的。

242. 癫痫病人可不可以游泳?

因为癫痫发作有可能在游泳时发生,所以最好不要进行此项活动。如要游泳时一定要有人陪伴和保护,特别是儿童病人要有大人在旁。癫痫发作本身一般并不危及生命,死亡大多数是发生在因发作而造成的意外事故中。

243. 癫痫病人能不能吸烟、喝酒?

癫痫病人最好不吸烟,因为香烟中含有尼古丁,对神经系统有不良刺激作用。癫痫病人不能喝酒,因为酒精对中枢神经系统有兴奋作用,可能诱发癫痫发作。

244. 房事会不会导致癫痫发作?

曾有性交导致癫痫发作的报道。但一般正常的房事并不会引起发作,只要按时服药,生活规律,性生活保持适度的频率,房事后有充分的睡眠休息,是不会出现问题的。

245. 癫痫伴更年期综合征怎么办?

目前对于更年期综合征的妇女,国内外有使用激素替代疗法,这里边有雌激素和孕激素。雌激素可能会加剧癫痫的发作,孕激素可以某种程度上抑制癫痫的发作,这两个是矛盾的。所以在不同的替代疗法的治疗情况之下,可能会对癫痫造成影响。因此,对于更年期综合征,如果需要激素替代治疗,最好在医生的指导之下,尽量使用低雌激素高孕激素的药物。

工　作

 246. 癫痫病人不能做什么工作？

癫痫病人在发作间期和正常人一样，因此一般不具危险性的工作均能胜任。但是因为癫痫发作可能造成病人意识障碍或跌倒，机器旁或登高的工作应避免。癫痫病人不宜当电工、司机，不宜进行高空或水下作业，也不宜作为军人进行军事训练。

247. 癫痫病人能做什么工作？

除了少数有智能障碍的病人外，大多数癫痫病人和正常人一样，不但能进行体力劳动，而且能进行脑力劳动，很多人还能做出杰出的贡献。历史上的一些伟人并没有因为其患有癫痫而影响他们的事业。病人要有信心和勇气接受命运的挑战，防止自卑的心理，不能因为有病而自暴自弃。社会更要鼓励他们，为他们提供更多的工作机会。现在有很多的国家包括我国成立了抗癫痫协会，去做更多的宣传教育工作，去帮助癫痫病人和其家属，很受广大的癫痫病人和其家属的欢迎。

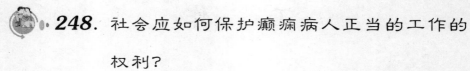 248. 社会应如何保护癫痫病人正当的工作的权利？

　　癫痫病人有被雇佣的权利，也就是说有工作的权利。虽然有公共法律明文规定，但社会上仍然存在歧视癫痫病人的现象。有些单位和雇主对癫痫的看法不正确，认为这种病很可怕，怕在上班的时候发作而影响别人。癫痫病人被排斥、不被雇佣的现象还是比较常见的。雇佣是双方的事，一方面要取决于癫痫病人必须充分显示自己的能力，证明自己的癫痫不会影响工作，能和正常人一样做好要做的工作。如果这样，还被拒之门外那就是非法的，必要时可以用法律的武器来争取合法的权益。相信随着社会的进步、知识的普及，歧视癫痫病人的社会现象会越来越少。

教　　育

 249. 怎样教育癫痫患儿？

在门诊工作中经常遇到一些癫痫患儿，不懂礼貌、任性、脾气暴躁，甚至当着医生的面就可以打骂父母，旁若无人。而父母只是低声下气，无可奈何地在旁忍着，连一句批评的话都不敢说。家长往往说："自从孩子得了癫痫后，我们就对他百依百顺，从来就不敢批评他。怕他一生气就犯病，结果越惯越坏。"其实癫痫的孩子一般不会因为受批评而发病。孩子得了癫痫后，家长应当关心他、爱护他，但不能娇惯他。对癫痫患儿的教育要有耐心，不能因孩子有病就不敢管，不然，最后孩子的癫痫病治好了，却遗留下一生的坏脾气。

250. 得了病是不是应该告诉孩子？

为使孩子明白他所处的困境，根据孩子的年龄，应该告诉疾病的实际情况。孩子应当意识到自己患有惊厥性疾病，知道如何保护自己。当有发作的先兆出现的时候求得旁边人的帮助，及时到安全的地方或就地躺下，避免危险和外伤。年龄稍大点的孩子应当给予更详细的解释，也应帮助孩子克服情绪上的自卑感，让孩子明白自己的病并非短时间能治好，并能为克服疾病而按时主动服药。告诉孩子患有慢性疾病"既来之，则安之"的道理，告诉孩子，父母和医生会帮助他（她）渡过难关。

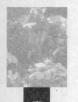

251. 癫痫病人应如何正确认识疾病与工作和生活的关系？

实事求是地说，癫痫会影响你的生活，但不太严重。作为成年人，你不能成为飞行员、驾驶员或高空作业者。可以上学，包括上大学，当然你也可以成为医生、律师、商人或做其他工作。癫痫病人也可以结婚，生儿育女，像其他正常人一样生活。作为学龄儿童，你可以在各方面像其他孩子一样，上学、聚会、打球、远足等，但参加有危险性的活动时，如游泳、登高则应有大人在旁监护。

252. 有病的孩子是否应当受到溺爱？

一直生长在溺爱的环境中，当孩子长大成人后，发现社会并不像其父母那样随其所愿时将陷入困境。不必过分溺爱患癫痫的孩子，溺爱会使患儿意识到他与众不同，可能导致患儿以其病作借口而不去上学或参加集体活动。过分溺爱不仅对患儿有害，而且当癫痫痊愈不再发作的时候会留下心理障碍。

253. 癫痫儿童应如何接受学校教育？

癫痫儿童也享有不受歧视的正常平等的权利，应当与正常儿童一样享有受教育的权利。应该尽量在普通学校上学，能上体育课，能参加郊游，能上大学，能参加工作成为国家有用的人才。有人认为孩子有病，学不学都可以，将来养活他一辈子就行了，这种观点是非常错误的。如果证实癫痫疾病严重地影响了患儿的生活和受教育的能力，则在很多方面就需要获得特殊的利益和保护。不能在普通学校接受教育的，根据情况在特殊教育学校就读。不能认为将来反正不工作，念书也没有用，应该认识到上学本身就是一种治疗，可以帮助患儿在药物治疗的情况下逐步康复。

 254. 癫痫会影响孩子的学习吗？

多数情况下，癫痫并不影响儿童的学习。但在一部分孩子中，特别是癫痫发作较频繁的患儿可能会有学习困难。癫痫儿童发生学习困难的原因尚不清楚，可能与初次发作的年龄、发作频率及病灶部位有关。有些孩子的学习困难主要表现在数学，其次是拼字、阅读理解及认词功能。一般来说全面性发作较部分性发作成绩差，男孩比女孩成绩差。对于学习不好的孩子必须给予耐心、细致的帮助，避免简单、粗暴。尤为重要的是及时确定正确的诊断，坚持正规地治疗，临床发作及早地得到控制是恢复正常学习能力的关键所在。

心理治疗

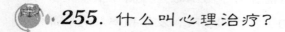 **255.** 什么叫心理治疗？

　　癫痫是一种常见的神经系统慢性疾病。其治疗目的不仅要控制癫痫发作，更重要的是让病人能和正常人一样身心健康地生活、学习和工作。一个人的心理、生理和病理都是相互依存的，当心理紊乱，情绪不佳时，就容易犯病，而此时药物也往往不能发挥最大的效果。治疗失败，频繁发作，躯体的痛楚又会加深心理创伤，形成了恶性循环，就越发苦恼而不能自拔。心理障碍越多，其后果越不堪设想。有些癫痫病人不曾被发作所击倒，却被心理障碍所毁灭，如有些并不严重的癫痫病人自杀轻生等。帮助癫痫病人在正确对待发作、服药及学习、工作、人际交往等问题上，建立一个完整而健康的心态。心理疗法对于癫痫病人的发作控制及其整个生活质量的提高有时起着决定性的作用，所以必须加以重视。有时候心理治疗要比药物治疗更重要，它可以影响癫痫的整体治疗效果和预后。

256. 癫痫病人会有哪些心理障碍呢？

　　癫痫病人常常会提心吊胆，好像要大祸临头一样。处于紧张状态将会引起体内生理、生化及内部的调节机制紊乱，并伴随出现种种消极情绪，如愤怒、悲伤、憎恨、痛苦等。也有一些病人表现为无端地害怕，害怕再次发作，害怕抽风致死，害怕变傻，害怕被人讥笑或唾弃等。因而不敢告诉老师自己的病情，不敢独自去公共场所，不敢尽情玩耍。平时经常掩饰自己，谨小慎微。也有的表现焦虑，坐卧不安，夜不能寐，噩梦不断，注意力不集中，严重时饮食不香，心悸出汗，惶惶不可终日。平时极易激惹，轻微的刺激可招致激动、大发脾气。也有一些癫痫病人自卑自弃，认为得了癫痫很不光彩，自己天生不如人家，做任何事情都缺乏信心。尤其是当得不到别人的理解和信任时就更觉得没有出路，失去精神支柱。长此以往，性格变得脆弱、不合群、灰心丧气、自暴自弃，甚至轻生厌世。这些都是心理障碍的临床表现，必须及时加以重视。

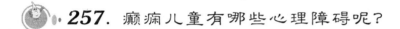

257. 癫痫儿童有哪些心理障碍呢？

有人认为心理障碍只有大人会有，孩子谈不到心理问题，其实这是错误的。儿童癫痫病人的心理障碍经常表现为思想和行动上完全依靠父母和他人，生活上不能也不想自理，自己能做的事也要别人帮忙。十分任性，想干什么就干什么，全然不顾他人的感受。这些患儿往往认为自己有病，应该得到关照，甚至错误地认为得病有功，别人应该伺候自己。天长日久，养成了脾气暴躁、不懂礼貌、不通情达理、攻击他人，甚至有打骂父母的坏习惯。儿童期的心理障碍会延续到成人以后，影响一生。家长千万不要认为有病就一定会这样，听之任之，不加重视。

258. 如何判断癫痫病人是否有心理障碍？

这个问题不但对于家属，有时对于一般门诊医生来说也有一定难度。但只要你觉得有必要，就应该向专科医生如实地反映，去医院进行心理咨询。请神经科、精神科、小儿科及心理学医生来检查，通过详细严格的心理学测试量表来判断病人操作、语言、判断、思维及智力水平，对感知、认知、学习记忆、适应能力及人格进行评分，以此来分析是否有心理障碍。

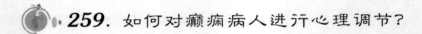

259. 如何对癫痫病人进行心理调节？

要鼓励癫痫病人勇于面对现实，要有足够的勇气去战胜疾病，勇敢地接受生活的挑战和考验。得了病没有什么不光彩，也没有什么可怕的。把癫痫和智力低下画等号是没有科学依据的。家庭成员要关心、爱护并与之进行心灵上的沟通，增强病人克服困难、战胜疾病的动力和勇气；帮助病人配合医生进行积极治疗，细心照料他（她）们的饮食起居，尽量避免诱发癫痫发作的因素。另外，对病人病情永久保密是有害的。要实事求是地告诉他患癫痫病这个事实，还要认真地告诉他有关知识，必要时求得亲人或周围人的帮助。在长期的治疗过程中，始终保持乐观的心态，用科学的方法、合理的方案、规律的生活、健康的环境、和睦的关系，来寻求最佳的治疗效果。

260. 癫痫后抑郁怎么办？

抑郁是癫痫病人中常见的精神心理障碍，严重影响病人的生活质量。抑郁不仅存在于慢性顽固性癫痫病人中，也存在于新发癫痫病人。癫痫病人抑郁障碍的发病风险增高，反过来抑郁障碍病人癫痫的发病风险也增高。对于癫痫伴有抑郁的病人可以选择有精神情绪稳定作用的抗癫痫药物如拉莫三嗪、丙戊酸，必要时给予适当的抗抑郁药物。选择性五羟色胺再摄取抑制剂是安全有效的一线药物，三环类抗抑郁药物有加重癫痫发作的风险，不建议选用。